LAS MUJERES Y EL ESTRES

Jean Lush

Con Pam Vrevedelt

EDITORIAL
UNILIT

Publicado por
Editorial **Unilit**
Miami, Fl. 33172
© 1997 Derechos reservados

Primera edición 1997

Copyright © 1992 por Jean Lush y Pam Vredevelt
Publicado en inglés con el título:
Women and Stress por Fleming H. Revell
una división de Baker Book House Company
Grand Rapids, Michigan
Todos los derechos reservados. Se necesita permiso escrito
de los editores, para la reproducción de porciones del libro,
excepto para citas breves en artículos de análisis crítico.

Texto extraído de *Emotional Phases of a Woman's Life* de Jean Lush con
Patricia H. Rushford, © 1987 por Jean Lush y Patricia H. Rushford. Usado con
permiso de Fleming H. Revell Company.
Texto de *Mothers and Sons* por Jean Lush con Pamela Vredevelt © 1988 por
Jean Lush y Pam Vredevelt. Usado con permiso de Fleming H. Revell Company.
Material del libro *Empty Arms: Emotional Support for Those Who Have
Suffered Miscarriage or Stillbirth* por Pam Vredevelt, © 1984 por Multnomah Press.
Usado con permiso.

Traducción: Silvia B. Fernádez
Cubierta: German Herreros
Citas Bíblicas tomadas de la versión Reina Valera,
Revisión 1960 © Sociedades Bíblicas Unidas,
Usada con permiso

Producto 498435
ISBN-1-56063-671-8
Impreso en Colombia
Printed in Colombia

Este libro está dedicado a la memoria de mi esposo quien siempre me impulsó a descubrir un potencial que nunca supe que estaba ahí.

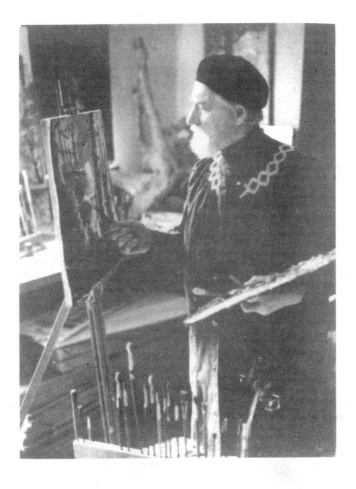

"En un buen matrimonio cada uno adquirirá conciencia en el otro de aquello que de otra manera no habría sido posible."

Parafraseado del sermón de la boda del Príncipe Charles y la Princesa Diana.

Contenido

Tercera Parte:
Secretos para dominar sus tensiones

¡Lea esto primero!

Si nosotras fuésemos profesoras, y usted, el lector, nuestro estudiante, esto es lo que le diríamos sobre el presente libro: «Este trabajo no es académico sobre el tema del estrés o la tensión. Es la unión de ideas prácticas y citas que ilustran cómo las mujeres en el mundo de hoy pueden estar por encima de las tensiones. Usted conocerá personas reales, con problemas reales similares a los suyos, y apreciará las formas creativas con las que controlan sus tensiones. Después que haya leído este libro, pensamos que concluirá diciendo: «Si ellas lo pueden hacer, también yo puedo».

JEAN LUSH
PAM VREDEVELT

Primera Parte

¿Qué nos pone tensos?

1

Enojo

Mi buena amiga Raquel y yo habíamos invitado a la misionera Jill Torrey-Renich como oradora en nuestra campaña evangelística de tres días en Australia. Jill y su esposo habían estado involucrados en ministerios de gran avivamiento en Irlanda e Inglaterra; ella también había sido misionera en la China. Como descendiente del gran R. A. Torrey, Jill tenía genes espirituales, y nosotros sabíamos que ella tendría un tremendo impacto en nuestras mujeres. Nunca anticipé un aviso profético personal.

Recuerdo las palabras de Jill como si hubiesen sido dichas ayer: «Va a pasar largo tiempo antes de que las vuelva a ver a ustedes dos de nuevo, y tengo un mensaje profético para ustedes. En todos mis años de viajes nunca he visto nada como este grupo. Ustedes tienen un ministerio muy efectivo, y el diablo las atacará. Siento fuertemente que él apuntará sus dardos hacia sus relaciones. Si él rompe sus relaciones como líderes, puede destruir el grupo».

En el momento el aviso parecía ridículo. Por mi parte casi largo la risa. Después de todo, Raquel y yo habíamos tenido nuestros hijos juntas; éramos hermanas del alma, que compartíamos todo —nuestros gozos, nuestras tristezas, y aun nuestras vacaciones. —Los australianos no aceptan ese tipo de palabras —le dije—. Quizás en sus viajes misioneros usted acostumbra a pensar en eso del diablo, pero los australianos no lidiamos con eso. Cuando vienen los problemas, nos vemos a nosotros mismos como la causa, tomamos el conflicto y lo enfrentamos.

Después de la cruzada de fin de semana viajé de regreso donde estaba mi familia, en las hermosas colinas a las afueras de la ciudad de Adelaide. Tres acres de jardines y huertos de nogales situados entre gigantescos árboles de eucalipto, me mantuvieron muy ocupada, como también lo hicierOn mis tres hijos de edad escolar. Cuando no estaba supervisando a los niños, estaban los pollos, varios animales y nuestra inmensa vaca negra y blanca para mantenerme ocupada.

Le doy gracias a Dios por nuestro grupo de mujeres. Era un gran escape de las presiones de la vida. Ese año hubo una gran epidemia de poliomielitis en la ciudad. Más de dos mil personas, mayormente niños, murieron de esa enfermedad. Nosotros mantuvimos cuidadosamente a nuestros hijos en casa para evitar exponerlos. Durante meses ellos no tuvieron el placer de jugar con los niños de otras familias. Mi esposo, Lyall, estaba frecuentemente ausente por causa de su ocupación y ministerio. Esto me dejaba con una increíble carga para llevar yo sola.

La Segunda Guerra Mundial también nos afectó. Los submarinos japoneses estaban en la bahía, y Australia se encontraba al borde de la guerra. Los autos y teléfonos eran escasos; a los civiles se les permitía un teléfono por manzana de casas, y la gasolina fue restringida a tres galones por familia al mes. Esto hacía el viaje a la ciudad desde nuestra casa en las colinas casi imposible. Teníamos que guardar estrictamente nuestra gasolina para cuestiones de emergencias.

Unos dos o tres meses después que Jill Torrey hablara en nuestra cruzada, una vecina de varias cuadras de distancia vino corriendo a mi casa con un mensaje telefónico urgente de parte de Raquel. Para mi sorpresa, la mujer dijo que Raquel ya venía llegando a la montaña para hablar conmigo. No podía imaginar qué la motivaba a gastar tanta gasolina.

Cuando escuché su auto estacionarse frente a mi casa, salí para ver qué era lo que sucedía. Dirigiéndose violentamente hacia la puerta delantera, ella me gritó:

—¡Jean, necesito hablar contigo a solas. Mis noticias no son agradables, pero tú debes saber lo que todo el mundo está diciendo sobre Lyall!

—¿De qué me estás hablando, Raquel? —le contesté asombrada.

Ella fue al grano. —Jean, como tu amiga siento que debo decirte lo que escuché en mi casa cuando tomaba el té. Lyall es el centro de conversación de todo el mundo. ¿Sabías que el negocio de Lyall está en mal estado? Las personas están diciendo que le está robando a sus empleados. Aparentemente, él está perdiendo a sus clientes constantemente. Lyall sale y predica por varios días y deja irresponsablemente el negocio en manos de sus empleados. La gente piensan que Lyall no debiera estar involucrado en el ministerio si continúa con su negocio en tan mal estado.

Raquel se fue rápidamente. Me senté en mi sala, sorprendida con lo que había acabado de suceder. Mi mente volvió a recordar sus palabras una y otra vez. Al poco rato me encontraba loca de ira. ¿Cómo se atreve mi mejor amiga a tomar parte de este chisme en su casa? La casa de Raquel estaba en medio de la ciudad y servía como un lugar de reunión para muchas de las mujeres de nuestro grupo. ¡Ni una vez ella había mencionado estos rumores durante las semanas que estos habían estado comentándose en la mesa de la cocina! Estaba airada por su traición.

Sabía, sin lugar a dudas, que Lyall era un hombre de honor e integridad impecable. Había ocasiones cuando sentía que él se pasaba de consciente y razonable por demás. Su profunda devoción a Dios y su estricto profesionalismo me daban confianza para pensar que la información de Raquel estaba completamente equivocada.

El mensaje de Raquel llegó un viernes. Después de haber puesto los niños a dormir, traté de hacer lo mismo pero me quedé acostada despierta hasta las primeras horas de la mañana, obsesionada con el enojo. El sábado yo no funcionaba, y no pude hacer nada en la casa. Mi mente se rehusó a concentrarse en algo, excepto en argüir un plan para vengarme. Nunca había experimentado sentimientos tan homicidas que clamaban por acción. Deseaba desesperadamente herir a Raquel. Ella debía ser castigada.

Quizás usted se esté preguntando: «¿Por qué no investigó con calma y reunió más información antes de enojarse tanto?»

Créame, hubiera deseado tener más información, pero me encontraba paralizada. No tenía forma de descubrir los hechos. Mi esposo estaba fuera de la ciudad, yo no tenía teléfono. Tampoco teníamos los fondos para una llamada de larga distancia desde la casa vecina al final de la calle.

Mis emociones corrían sin control. Yo simplemente no podía decirme a mí misma: «¡Oye tú, tonta! No te enojes. Sabes que hay más en la historia de lo que has escuchado. Mantén la calma hasta que descubras más información».

Un alto nivel de tensión nos ocasiona eso: nos saca de nuestro equilibrio. Las luces de neón brillan, nuestros cables en cortocircuito, las chispas vuelan, oleadas de humo. Todas las funciones se frenan bruscamente.

Nuestro «cablerío» realmente se desgasta cuando estamos bajo largos períodos de estrés. «Demasiado estrés quema las células del cerebro» es el título de un artículo que presenta ciertas investigaciones de descubrimientos recientes. Cuando una persona pone en marcha una respuesta de "huida" o de "pelea" a situaciones que causan estrés, la adrenalina y el cortisol son inyectados al torrente sanguíneo por las glándulas de adrenalina. Aparentemente, la exposición a largos períodos de estrés y la producción continua de estas hormonas pueden acelerar el envejecimiento de las células del cerebro y llevarlas al impedimento del aprendizaje y el ejercicio de la memoria.[1]

Tensión y estrés. Los veo como una sola cosa. El *Diccionario de Webster* nos dice que el estrés es una condición en la cual el individuo no llega a experimentar una adaptación satisfactoria. Es sinónimo de *esfuerzo, presión* y *tensión.*[2] La raíz latina de la palabra *estrés* es «*strengere*», lo que significa «atar fuertemente».[3] Hay muchas definiciones de *estrés*, pero la que usa el investigador cardíaco doctor Redford Williams es la mejor. Él dice que el estrés es cualquier información sensorial (por más pequeña que sea) que llega al cerebro y cambia la comunicación del cerebro al cuerpo.[4]

La tensión puede ser causada por un sinnúmero de fuentes. Cualquier cosa que molesta, amenaza, golpea, excita, asusta, preocupa, apresura, enoja, frustra, reta, critica o reduce nuestra estima propia, ocasionará tensión. El experto en el manejo del estrés, el doctor Hans Selye, dice que cualquier cosa que desafíe el equilibrio del cuerpo y lo ponga en una actitud de emergencia causará daños de estrés con el paso del tiempo.[5]

Durante los últimos veinte años, cuando les he enseñado a las audiencias acerca de cómo controlar sus tensiones, he usado un simple diagrama que muestra lo que sucede cuando nos sentimos tensos.

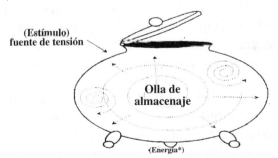

(Estímulo)
fuente de tensión

Olla de almacenaje

(Energía*)

*La energía siempre tratará de ser descargada

Comenzamos con un estímulo negativo, cualquier cosa que nos molesta. En cualquier momento que nos enfrentamos con un estímulo negativo, sentimos tensión. La tensión es energía. Cuando estamos frustrados o enojados como respuesta a un estímulo negativo, altos niveles de energía corren en nuestro interior. Nuestras emociones suben.

Ahora bien, este próximo punto es importante: la tensión es energía, y la energía siempre tratará de ser descargada, así que cuando estamos tensos estamos cargando altos niveles de energía emocional constantemente, deseando ser descargadas. La descarga viene en formas variadas, dependiendo de cómo manejamos nuestros «ollas de almacenaje».

Algunas personas tienen una olla muy pequeña de almacenaje. Raras veces «cierran las tapas». A estas personas las llamo *guerreros*. Siempre que están tensas, descargan su tensión en forma inmediata, no importa lo que cueste. Ellos actúan de acuerdo a sus emociones.

Otras personas tienen una gran capacidad de almacenaje; raras veces abren la tapa de sus ollas. A estas personas las llamo *evasivos*. Ya que la tensión no es descargada exteriormente, ésta se descarga interiormente. Los «evasivos» comúnmente sufren enfermedades sicosomáticas, depresión, escapismo y dilación.

Mi respuesta inmediata a los súbitos estímulos negativos de Raquel fue de enojo. Ciertos niveles altos de tensión estaban buscando ser descargados —yo deseaba venganza—. Mi crianza cristiana creó mayor conflicto. Yo escuchaba una parte mía que decía: «Jean, estos sentimientos terribles deben ser clasificados como ajenos a tu persona. Especialmente en ti, ya que estás en el servicio cristiano». Sé muy bien que el enojo no me hace menos espiritual, pero en ese momento estos eran los pensamientos que cruzaban mi mente.

El domingo en la mañana le dije a los niños:

—Ustedes van a ir a la iglesia y a la reunión de Esfuerzo Cristiano, así como a la Escuela Dominical esta tarde. Yo me quedaré en casa —ellos se quejaron de que no estaba siendo justa, pero los envié.

A solas en el silencio de mi hogar, sentí una guerra en mi corazón. Mi plan de venganza se llenó de energía con un sentido de poder, pero mi deseo intenso de destruir a mi mejor amiga me atemorizaba. Nunca había experimentado tales impulsos de hostilidad en toda mi vida.

De pronto, sucedió. Mientras caminaba por la casa, me quedé fría de pie cuando el aviso profético de Jill Torrey cruzó por mi mente: «Jean y Raquel, el diablo va atacar su amistad. Estén atentas. El enemigo tratará de separarlas, y esto destruirá su grupo de mujeres».

Dios me estaba hablando y yo deseaba escuchar más. Abrí mi Biblia y me preparé a escuchar. El Señor comenzó a instruirme con el Salmo 37, subrayando verdades que Él deseaba que yo especialmente absorbiera.

«Confía en mí.»

«Yo te concederé los deseos de tu corazón.»

«Confía en mí.»

«Yo obraré.»

«Espera en silencio por mí... sé paciente.»

«No sigas enojada.»

«No te esfuerces en hacer ningún mal.»

«Yo te sostengo de la mano.»

«Cesa de hacer el mal y haz el bien.»

«Espera.»

El Espíritu Santo continuó trayendo esas punzantes pero muy difíciles palabras: «Espera en silencio».

«Pero Dios, esto es algo imposible. Todo dentro de mí está pidiendo venganza. No sé si podré controlarme. ¡Me siento impulsada a actuar!»

Entonces vino su promesa: «Yo te sostengo de la mano».

Si yo hacía mi parte, Él haría la suya. Si decidía obedecerlo, Él me capacitaría para quedarme tranquila.

Me dejó con una alternativa. ¿Me movería en mis impulsos hostiles para vengarme de Raquel, u obedecería a Dios y esperaría calladamente mientras Él se ocupaba del problema? Me puse de rodillas al lado del viejo sillón victoriano de mi abuela, y oré: «Oh Dios, yo te obedeceré. No voy a vengarme ni herir a Raquel. Pero por favor, Dios, ayúdame. No puedo deshacerme de mi enojo. No puedo hacer que estos sentimientos terribles se vayan».

Mi oración no era una reacción pasiva a mi problema. Yo escogí firmemente contener mis impulsos para actuar. Al ponerme de pie, sentía aún el enojo, pero la hostilidad no era tan consumidora como antes. El silenciosa mañana de domingo casi se había acabado y debía preparar la cena para mi familia, la que pronto entraría por la puerta. De camino a la cocina sentí que era diferente; algo del peso se había ido, y tenía la energía para concentrarme en los quehaceres de la casa nuevamente.

Llegó el lunes en la mañana y todos los horrores del día de lavar ropa estaban sobre mí: calentar el agua en la gran olla de cobre, almacenar brazas bajo la tina de lavar, exprimir la ropa a través del viejo aparato manual, cargar el pesado canasto de ropa mojada desde la terraza hasta el tendedero, en medio de un calor de casi 40^0 centígrados, esperar un poco de viento para refrescarme, limpiar el cuarto de lavar y el piso de la cocina y las cenizas. No creo haber tenido la energía necesaria para pensar mucho en Raquel ese día.

El martes llegó y se fue sin que nada importante sucediera. De vez en cuando pensaba en Raquel, salía a la superficie el enojo, pero ya no estaba inmovilizada por la situación.

Entonces mi vecina me trajo otro mensaje. Yo tenía que correr, inmediatamente, colina arriba, para tomar una llamada telefónica urgente.

Apenas había dicho: «¡Hola!», cuando las palabras de Raquel salieron. «¿Oh Jean, podrás perdonarme alguna vez? Cuando regresé el viernes en la noche Mark estaba furioso conmigo por haber tomado el auto y gastado nuestra gasolina. Cuando le dije el porqué había ido a tu casa, me dijo que había hecho el ridículo y que nosotros íbamos a ser el hazmerreír de todos nuestros conocidos de negocios. Él dijo que los rumores habían comenzado por una persona en la compañía de Lyall que deseaba desacreditarlo para quedarse con su negocio. Mark me acusó de ser una traidora y chismosa viciosa, y me ordenó que te llamara y me disculpara. ¡Oh Jean! ¡Me siento mal!»

Mientras escuchaba su frenética voz, me sentí muy triste por ella. «Raquel, por supuesto que te perdono. Vamos a poner esta tontería en el pasado para siempre. No necesitamos hablar de esto de nuevo. Continuemos con nuestra visión».

Para mi sorpresa, fui sincera en cada palabra que dije. Dios había sido fiel para ayudarme a deshacerme del enojo. El perdonar a Raquel no tenía nada que ver con que ella se disculpara, y sí con mi decisión de confiar en que Él tomaría control a su manera. El perdón no fue un regalo que le diera a Raquel; fue un regalo que me di yo misma. Yo abrí la puerta de mi alma y saqué mi hostilidad.

Pero supongamos que Raquel no se hubiera disculpado; ha habido personas en mi vida que no lo han hecho. ¿Qué tal si no hubiera habido una solución rápida al conflicto? ¿Qué tal si las murallas entre nosotras hubieran aumentado con el tiempo? Los capítulos a continuación nos dirigirán a varias fuentes inevitables de tensión. Siga leyendo y descubra qué se puede hacer cuando es imposible que su fuente de tensión desaparezca.

2

Emociones dolorosas

Hay ciertas emociones dolorosas que siempre nos harán sufrir tensiones hasta que las saquemos de raíz de nuestras vidas. Entre ellas, las más poderosas son la culpa, el temor, la envidia y los celos. Mientras que no aprendamos a controlar estas emociones, sufriremos de una tensión increíble.

La culpa

—¡Yo no entiendo! Miguel siempre ha sido una persona llevadera, pero últimamente es un manojo de nervios. Se encoleriza conmigo y con los niños por cualquier cosa. Ayer nuestro hijo de cuatro años dejó su triciclo afuera en la lluvia, y Miguel explotó. Nunca lo había visto tan molesto. Su rostro se volvió rojo, y gritó tan alto que todo el vecindario lo escuchó —con una mirada de desesperación ella levantó sus manos y dijo—: ¡Ya no sé qué hacer!

Margarita era una joven esposa, ocupada y madre de tres hijos. Durante ocho años ella y Miguel habían estado felizmente casados, pero algo había cambiado en los últimos seis meses y ella estaba preocupada. Miguel estaba distante e irritable, y ella deseaba saber qué hacer para ayudarlo.

Le pregunté sobre su trabajo, ya que el trabajo es una fuente principal de tensión en los hombres. Ella me dijo que había recibido una evaluación brillante y un aumento de sueldo en el último año. Semanas más tarde llamé a Miguel y le pedí que nos reuniéramos a solas, para que me ayudara a comprender mejor a su esposa. Le pedí una hora de su tiempo, confiando que eso me ayudaría a tener una mejor imagen de lo que estaba sucediendo. Para mi sorpresa, él accedió a reunirse.

La situación comenzó a tomar forma. Miguel era un hombre devoto de su familia, pero se estaba sintiendo atraído hacia su joven e inteligente secretaria. Los almuerzos con ella habían comenzado como una diversión inofensiva, aparentemente, pero ahora se encontraba demasiado atraído hacia ella. Él tenía fantasías sobre el buen equipo que harían en el lugar de trabajo. Pensaba que bien podrían subir la escalera corporativa juntos y ser un éxito rotundo.

Miguel era un joven ambicioso, pero le faltaba confianza en sí mismo. Su secretaria llenó esta necesidad al interesarse genuinamente en su futuro y dedicarse a su causa. Usted puede imaginarse las fantasías que estaban rondando en la mente de ella también.

Los conflictos comenzaron a tener lugar también en su matrimonio. Miguel deseaba que Margarita tomara más interés en la empresa, pero ella deseaba que él se olvidara del trabajo cuando estaba en casa y se concentrara en la familia. Cuando él estaba en casa, deseaba estar de regreso en la oficina. El extrañar a su secretaria fue en aumento, y de la misma forma su sentimiento de culpa. De repente no le entusiasmaba ir a la iglesia y comenzó a buscar excusas para quedarse en la casa. «Estoy muy cansado», era la excusa acostumbrada.

Tal vez usted puede estar diciendo: «No lo entiendo. Miguel es quien está traicionando a su esposa, ¿por qué él le está dando problemas a ella y a los niños? Ellos no han hecho nada malo».

Así es como actuamos cuando nos sentimos culpables.

Echamos nuestros feos sentimientos sobre los demás. La culpa producida en Miguel por su doble vida lo llevó a echar el mal humor inducido por la tensión sobre Margarita y los niños. La tensión siempre será descargada, y rara vez controlamos esa descarga sabiamente. La culpabilidad de Miguel lo llevó a un comportamiento neurótico que minó su buen sentido en los negocios. Luego el pecado se convirtió en un factor de tensión en él también.[6]

Nosotros experimentamos paz cuando vivimos de tal forma que afirmamos nuestros valores y creencias. Pero cuando vamos en contra de ellos, la culpa nos hace sentirnos enojados, y proyectamos nuestro enojo sobre aquellos que nos rodean. Como dice S. I. McMillen: «Una conciencia limpia es un gran paso hacia el defender la mente en contra de la neurosis».[7]

Sin embargo, tengo que incluir una palabra de precaución aquí. He oído de muchos casos donde un cónyuge infiel sintió que era necesario ser completamente honesto con su esposo\a para recobrar una conciencia limpia, pero su cónyuge nunca se recuperó de los detalles que escuchó. Creo que hay ocasiones cuando otras virtudes tienen que ser puestas por encima de la honestidad detallada. En ocasiones la honestidad es un esfuerzo egoísta de deshacerse de la carga de la culpa. Si confesamos nuestro error al Señor, y a otros, y pedimos perdón, esto debiera ser suficiente. Hay ocasiones cuando la honestidad completa es destructiva para las demás personas que amamos y no podemos darnos el lujo de «descubrirlo todo» a expensas del bienestar de otra persona.

Miguel sabía que Margarita nunca podría vivir con la verdad. Por mi parte sentí que tenía razón. Miguel era un genuino hombre de familia, pero también era muy ambicioso. En el asesoramiento él comenzó a ver cómo estaba usando a su secretaria para progresas. Su atadura con ella era muy egocéntrica, para su propio beneficio. Confesarle esto a su esposa le hubiera podido dar alivio a su conciencia, pero hubiera destruido a Margarita y a su matrimonio.

Las luchas como las de Miguel no son raras. Los hombres pueden desear ser monógamos, pero lo encuentran algo difícil. Cuando un hombre se vuelve cristiano uno de los mayores compromisos que hace es el serle fiel a su esposa, pero esto no es fácil para un hombre. Muchos hombres cristianos me dicen: «Odio cuando me siento atraído a una mujer bien parecida en mi trabajo. ¿Cuándo me sentiré libre de esto? Amo a mi esposa, y no deseo tener estos sentimientos».

«Yo no puedo responder a su pregunta», le contesto, «pero le diré que *nunca* debe actuar basado en sus sentimientos. Tal vez usted no pueda deshacerse de sus sentimientos, pero puede controlar lo que hace con ellos. Haga un compromiso firme de serle fiel a su esposa. Esto marcará la diferencia en la forma que enfrenta y maneja sus sentimientos. En ocasiones necesitará elegir actuar en formas que están totalmente en contra de sus sentimientos a fin de proteger su matrimonio».

Miguel encontró que este consejo era beneficioso. Con el tiempo se dio cuenta de que su enojo estaba siendo causado por la culpa, y al mismo tiempo cortó los lazos románticos con su secretaria. Ciertos cambios en la oficina lo llevaron a otros cambios en la casa. A medida que la culpa disminuyó, también lo hizo el enojo y la tensión. Margarita nunca supo sobre sus relaciones con la secretaria; ella sólo supo que él se volvió más condescendiente, y pensó que él estaba lidiando mejor con su trabajo. La misericordia tuvo prioridad sobre la honestidad. Veinte años más tarde, su matrimonio continúa, y están muy enamorados el uno del otro.

El temor

El temor es otra causa de estrés que nos hace actuar en forma inapropiada en un esfuerzo para reducir la tensión que nos está destruyendo.

Muchos años atrás, un médico de familia me refirió una pareja de cincuenta y cinco años porque la esposa estaba experimentando síntomas que no podía diagnosticar. Después de una jubilación anticipada del esposo, vendieron su antigua casa y se mudaron a un pequeño pueblo de campo. El médico se preguntaba si los síntomas de la esposa estarían relacionados con conflictos maritales u otro tipo de problema de ajuste.

Me entrevisté con la esposa a solas, y me describió varios síntomas diferentes. Ella se quejaba:

—Roberto me habla muy despóticamente cuando me siento mal. Me trata como si yo hubiera hecho algo malo. ¡Necesito compasión, no enojo!

A continuación me reuní con Roberto. Él llegó a mi oficina obviamente enojado sobre la enfermedad de su esposa. Durante nuestra sesión le pregunté por qué se enojaba cuando ella no se sentía bien. Su respuesta fue informativa.

—¡Señora, yo tengo mucho temor! Mi esposa es todo lo que tengo. Nosotros nunca tuvimos hijos. Yo sé que le digo cosas feas, ¡pero no puedo evitarlo! Tengo temor porque los médicos no saben qué es lo que tiene. Sé que ella está realmente enferma, y ellos no saben qué hacer para que se sienta mejor.

Este buen hombre tenía todas las razones para tener temor. Sus presentimientos de que la condición de su esposa fuese mortal eran correctos. Un año y medio más tarde ella murió un de tumor en el cerebro. ¿Puede ver cómo este esposo descargó sus temores reales a través del enojo? Es desafortunado que la persona a quien él tanto amaba recibiera el golpe de su enojo, pero este no es un caso aislado. He visto esta dinámica en muchos hogares.

Como padres, a menudo, descargamos nuestros temores a través del enojo. ¿Qué madre de un niño en edad preescolar no ha experimentado esto? Recuerdo una joven madre que le enseñó a su hijo de tres años a tomarse de su mano siempre que salían a caminar. En una ocasión estaban dando un paseo a lo largo de un camino pavimentado junto a una carretera de mucho tránsito. De repente el pequeño vio un gatito maullando al otro lado de la carretera. Él soltó la mano y corrió hacia la carretera. La madre no fue lo suficientemente rápida para agarrarlo. Un temor terrible la lanzó de rodillas. Dos autos comenzaron a deslizarse en todas direcciones, tratando de evadir al niño. Lo próximo fue el ruido de los autos al chocar uno contra otro.

La madre se puso las manos sobre sus ojos, completamente paralizada. Ella sabía que su hijo no podía haber cruzado la calle sin haber muerto.

—Alcancé a tomar el gatito, mami —fue lo próximo que ella escuchó.

En un instante la madre del niñito estaba en el medio de la calle, gritándole a su hijo:

—¡Mal hijo! ¡Tú sabes que no debes hacer eso! ¡Nunca más hagas eso mientras vivas! ¡Me paralizaste de miedo!

Todo el camino de regreso a la casa, ella volvió a revivir esos momentos horribles, descargando su enojo en él. Con cada recuerdo le venía otra ola de enojo.

Oh, ¡cuántas veces exploté con mis hijos como resultado del temor! Si yo pudiera, regresaría y haría las cosas diferentes. Les explicaría mis temores y trataría de hacerles entender el porqué estaba enojada. No tengo una segunda oportunidad de criar a mis hijos, pero puedo usar lo que he aprendido con mis nietos. Cuando tengo temor, ellos me escuchan decir:

—Puede que suene enojada, pero realmente tengo temor por ustedes.

Esto hace que me escuchen más atentamente; mucho mejor que un largo discurso.

La envidia y los celos

Pocas cosas en la vida tienen el poder de los celos y la envidia para crear poderosas olas de tensión en nosotros. La energía que agitan estas emociones a menudo impulsan a las personas a hacer cosas tontas para encontrar desahogo. Sólo eche una mirada a la primera plana del periódico, y encontrará muchos ejemplos. «Un hombre le dispara a su mujer», «Un hermano asesina a su hermana por causa de la herencia». Las columnas están llenas de historias de personas que actúan insensiblemente por causa de las emociones.

El Antiguo Testamento contiene muchas historias de violencia y de celos. Piense en José, cuyos celosos hermanos lo vendieron como esclavo. También estaba el rey Saúl, quien trató por años de asesinar a David, a causa de su creciente popularidad entre los súbditos del reino de Saúl.

El intenso dolor emocional creado por los celos y la envidia pueden llevar a las personas a la locura, haciendo que actúen en formas ajenas a su carácter. Cuán a menudo he escuchado decir, «Harry era una persona tan agradable y tranquila. Nunca hizo nada para herir a nadie. No puedo creer que haya matado a su esposa por causa de una inocente amistad con su jefe».

He visto familias dividirse por causa de los celos y la envidia. Un hombre joven rehusó hablarle a sus cuatro hermanos después que se leyó el testamento de sus padres. Él consideró que la distribución de bienes había sido injusta y se resintió amargamente en contra de sus hermanos después que ellos recibieron ciertas partes de la herencia que él pensaba que le habían sido prometidas.

Muchos de los pacientes paranoicos que he tratado han sufrido severos e irrazonables sentimientos de celos. Yo me doy cuenta cuando los celos gobiernan las relaciones. Ellos eran ambivalentes en cuanto a sus parejas, incapaces de amar, pero necesitando sentir desesperadamente «estar enamorados».[8,9]

Recuerdo dos grandes profesores de siquiatría durante mis años de trabajo clínico, quienes afirmaban que los paranoicos y las personas celosas necesitan con cierta regularidad oportunidades para ventilar su dolor y su resentimiento. Con regularidad se les debe escuchar, a fin de que puedan desahogarse y descargar sus sentimientos agresivos.[10] A aquellos que se les permite hablar abierta y semanalmente sobre sus conflictos, lidian mejor con la vida y pueden refrenar mejor sus impulsos de venganza hacia el mundo. Esta «ventilación» los ayuda a mantener un mejor balance mental en el trabajo y con sus familiares.

Nunca tengo respuestas fáciles para los pacientes que sufren de celos y envidia, porque sé lo difícil que son de manejar estos sentimientos. Siempre he admirado a las personas brillantes en lo académico, porque eso era una gran prioridad para mis padres. Durante todo el colegio envidié a los primeros en mi clase. Cuando ellos eran elogiados, yo me sentía extremadamente envidiosa.

Aún hoy en día yo lucho con la envidia. Por ejemplo, hace poco que enviudé, y toda pareja casada de mi edad me ocasiona sentimientos feos cuando los veo caminando, tomados de la mano o comunicándose con una simple mirada. Trato fuertemente de recordar los cincuenta y cuatro años que Lyall y yo compartimos juntos, y estoy sinceramente agradecida, pero extraño terriblemente su compañía. Ver lo que otros siguen compartiendo, hace que el dolor de mi pérdida sea más profundo.

Cuando yo estoy luchando con envidia y celos, clamo a Dios por ayuda. Estos sentimientos son imposibles de combatir a solas. También me digo a mí misma del poder de Dios que perdona y limpia estos sentimientos tan feos, y al meditar en estas verdades ellas llegan hasta lo más profundo de mis huesos y permiten al Espíritu Santo trabajar en mis emociones. Yo necesito desesperadamente que Él me toque en este nivel tan profundo.

El agradecimiento es también uno de mis antídotos para los celos. En este momento de mi vida me estoy concentrando en ser agradecida por todas las bendiciones que Dios me ha dado: mi familia, mi salud, mi trabajo, mis amigos y mi recuperación completa de una cirugía muy seria. Con el tiempo, mis emociones encontrarán la salida del oscuro abismo de la tristeza, pero hasta ese día lucharé para cultivar un corazón agradecido y hacer mi mejor esfuerzo de ocuparme en los asuntos de mi Padre.

3

Baja autoestima

La baja autoestima siempre produce tensión. La persona que pone en duda su propio valor está en constante peligro de ponerse bajo una tensión intolerable. Debido a que probablemente la baja autoestima se ha desarrollado durante la niñez es difícil de combatir, pero hay cosas que pueden hacerse para levantar nuestra autoestima y ayudarnos a llevar una vida productiva y feliz.

Se me pidió que fuera la oradora principal en una conferencia de mujeres en una gran iglesia suburbana. La esposa del pastor y yo nos reunimos para discutir el propósito de las reuniones, y ambas estábamos indecisas sobre la dirección que el Señor deseaba que tomásemos. Sugerí que trabajáramos en una encuesta para averiguar qué cosas les preocupaba más a las damas de la iglesia. La esposa del pastor quedó atónita con los resultados del trabajo. Casi todas las mujeres enumeraron dos problemas principales: baja autoestima y depresión.

Detestaba aconsejar a clientes con baja autoestima; usualmente estaban enojados sobre casi todo y a menudo descartaban muchas de las ideas que ofrecía. Ya no puedo decir cuántas veces he escuchado: «Lo que usted dice está bien para otras personas, pero no funciona conmigo». En sus mentes ellas son siempre las víctimas.

—En mi familia había cinco niñas —me dijo Megan—. No creo que yo fuera del gusto de mamá. Mi hermana que era quince meses mayor que yo era la preferida de mamá, porque era linda y talentosa. Mamá hizo más por los otros hijos que por mí. Ahora ellos están bien, mientras que mi vida es un desastre.

Las hermanas de Megan estaban pagando por su asesoramiento y tenían un gran deseo de que recibiera ayuda. Percibí una compasión genuina por ella. Ellas dicen que su mamá había tratado intensamente de amar a Megan, pero ella nunca estaba satisfecha; siempre encontraba algo malo en todo. Aparte de la eterna queja de Megan, las hermanas percibían a su familia como feliz y estable.

Nuestra propia percepción se forma en gran parte por lo que pensamos que otros piensan de nosotros. Los padres o demás personas no necesariamente tienen que decir: «Tú no eres suficiente, y nunca llegarás a nada». En realidad, esas personas alrededor nuestro pueden esforzarse para hacernos sentir que valemos, no obstante, cada uno de nosotros tenemos nuestra propia percepción sobre si somos «buenos» o «no buenos».

Eileen se sintió «que no servía». Cuando pidió una cita conmigo estaba muy preocupada porque su esposo deseaba una separación legal. Él había planeado esto cuidadosamente. Aunque aún seguía manteniendo a Eileen y a los niños, ella pensaba que él había encontrado otra mujer. Ella deseaba desesperadamente que regresara, bajo cualquier circunstancia, en parte porque no deseaba trabajar mientras sus hijos fuesen pequeños.

Yo podía ver por qué el esposo tal vez había perdido su interés en ella. La apariencia de Eileen era desaliñada, mostraba poca conciencia del mundo fuera de su hogar y concentraba su atención en sus hijos. Pude ver las señales de peligro claramente y fui bastante directa con Eileen:

—Usted no debe contar con la continua manutención de su esposo. Si realmente él está planeando irse, dudo que el dinero continúe llegando. Tal vez sea de mucha ayuda si considerara entrenarse para un trabajo de tiempo parcial.

Eileen tuvo la fortuna de encontrar una pequeña compañía que le ofreció trabajo y entrenamiento al mismo tiempo. Una amiga cercana le cuidó los hijos después del colegio y Eileen descubrió en poco tiempo que ella tenía talentos que no habían sido descubiertos. La compañía la consideró muy habilidosa, y ella se enamoró del trabajo. Fue emocionante observar cómo la autoestima de Eileen crecía.

Ella también se esmeró en mejorar su apariencia. Yo soy una firme creyente de que aun la mujer más hogareña puede lucir bella, si es que toma interés en ella misma y se dispone a hacer algunos cambios necesarios. Una tarde Eileen entró en mi oficina sin sus gruesos anteojos. Tenía ojos hermosos, y gracias a los lentes de contacto yo podía verlos. También había consultado a una especialista en cosméticos, que la aconsejó cómo arreglarse. Otros consejos sobre ropas y la adquisición de conocimiento sobre estilos y colores completaron una notable transformación. Dondequiera que iba, sus amistades le decían:

—¡Eileen, luces maravillosa! Nunca te he visto mejor.

Los comentarios positivos la hicieron sentirse mejor sobre sí misma, a pesar del abandono de su esposo. Su confianza creció y comenzó a darse cuenta de que, aunque su esposo siguiera con el divorcio, ella sobreviviría y la vida continuaría bien.

Después de unos meses, el esposo de Eileen comenzó a hacer visitas frecuentes a la casa y comenzó a mostrar interés en ella. Un miércoles en la noche ella no estaba en la casa, y al día siguiente él llamó para preguntarle adónde había salido. Yo le había anticipado que esto podría suceder y que debería mostrarse un poco misteriosa. Preparada, ella le respondió:

—Oh, simplemente salí. Hay muchas cosas sucediéndome en estos momentos.

Pronto él sugirió que volvieran a salir para mejorar sus relaciones de nuevo y señaló un día a la semana. Finalmente él le preguntó si podía regresar a la casa. Debido a que con el paso de los meses la autoestima de Eileen había mejorado, fue que ella pudo responderle:

—Yo no estoy segura de que el hecho de que regreses a casa en estos momentos sea lo mejor para mí y los niños. No permitiré que me traten más como la alfombra para limpiarse los pies. Tengo necesidades que deben ser respetadas si es que vamos a tener un futuro juntos —con reglas nuevas para la relación, llegado el momento, él regresó al hogar y su matrimonio está más fuerte que nunca.

Entiendo que todas las historias no tienen un final tan feliz. Sin embargo, Eileen mejoró su autoestima en un corto período de tiempo, y esto afectó tanto a ella como a su matrimonio de manera positiva. Estoy segura de que influyó en su trabajo y en sus éxitos también.

Si no somos atractivas para nosotras mismas, ciertamente no encontraremos que otros sean atraídos hacia nosotras. Tenemos que encontrar cosas que atrapen el interés, especialmente aquellas de nosotros que estamos inclinadas a dar de sí a los demás a expensa propia.

Ahora bien, no me malentienda: creo y practico una vida de servicio, pero si estamos dando constantemente y nunca nos alimentamos nosotras mismas, nuestra autoestima sufrirá. Debemos desarrollar intereses que podamos llamar como «nuestros». Aprendí más sobre esto por Jenny, mientras ella estaba sentada en su silla de ruedas contándome sobre uno de los amores de su vida.

Por muchos años ella había sido reservada. No era tan sólo la enfermedad lo que la paralizaba y confinaba a su casa; en parte era también su baja autoestima. Ella odiaba que le tuvieran lástima.

Un día una amiga le regaló una campana encantadora. Los miembros de su familia notaron el gozo que esto le produjo y comenzaron a regalarle otras campanas en ocasiones especiales. El nuevo interés de Jenny la llevó a estudiar sobre las campanas de todas partes del mundo. Recopiló historias interesantes y con el tiempo se le pidió que hablara en retiros de damas sobre su rara colección. Se convirtió en una autoridad sobre las campanas y recibió muchas invitaciones para hablar a varios grupos. Ya no estaba más confinada ni absorbida en sí misma; no había más baja autoestima para Jenny.

Una joven que conozco se casó con un hombre cuya posición en el campo de la política le exigía atender a empresarios nacionales e internacionales. Una noche su esposo dijo:

—Me gustaría que estudiases la expansión de exportación e importación japonesa, especialmente en la industria de los autos. Yo no tengo el tiempo para hacerlo, y mantendría activa una conversación cuando llevamos a cenar a los funcionarios.

Esta inteligente mujer se disciplinó y estudió el tema. Con el tiempo era versátil en el tema de expansión de intercambio comercial japonés. Durante un almuerzo con algunos invitados de negocio, uno de ellos le hizo una pregunta específica al esposo sobre el efecto del intercambio japonés en el sistema bancario en los Estados Unidos. Él contestó:

—Oh, eso es de gran interés para mi esposa. Ella es la especialista en la materia. Preguntémosle.

Ella me dijo que todos los invitados deseaban discutir el tema y que ella conocía más sobre la materia que nadie en el salón. La conversación continuó por más de una hora.

—¡Nunca me había sentido tan bien sobre mí misma! —exclamó.

Esta mujer no tenía sentimientos de inferioridad antes que su esposo le hiciese la petición, pero su habilidad de conversar sobre el intercambio comercial japonés le dio un sentimiento de confianza que no había conocido antes.

Recuerdo muchos años atrás, cuando hablé por primera vez en una iglesia grande, se me había pedido que hablara en el servicio del domingo en la noche. Acepté la invitación, porque pensaba que los servicios del domingo en la noche no eran muy concurridos. No me había dado cuenta de que el pastor principal había anunciado el servicio como una oportunidad de alcance. Mi tema de la noche era: «Cómo un hombre puede entender a una mujer». Él había animado a la congregación a que invitara a amigos, vecinos y parejas que estaban teniendo dificultades en el matrimonio.

Cuando llegué a la iglesia, descubrí que deseaban que caminara hasta la plataforma y me sentara con los pastores al comienzo del servicio. No estaba acostumbrada a este tipo de arreglos pero accedí, no deseaba causar problemas. Caminé hasta la plataforma en ese tremendo anfiteatro y podía ver que sólo quedaba espacio para personas de pie. Literalmente, entré en pánico. Me levanté y me senté con la congregación. Temblando de temor, no deseaba otra cosa más que escapar. Me senté al lado de la líder del ministerio de damas y traté de pensar en qué forma podría excusarme y quedar bien. Justo antes que el pastor me entregara el servicio, la dulce dama junto a mí me dijo:

—Recuerde, Jean, usted sabe más sobre su tema que ninguna persona en toda la iglesia, incluyendo a los pastores allá arriba. ¡Usted es la especialista!

Eso fue suficiente para calmarme y poder enfrentarme a la tarea que tenía por delante. Subí las escaleras de la plataforma con esfuerzo, me sentí sobrecogida por la tarea, pero sus palabras levantaron mi autoestima y me dieron ánimo para hacer el trabajo que Dios deseaba que hiciese. Desde ese momento he tenido el privilegio de hablar a miles de personas a lo largo de la nación. En ocasiones los nervios me toman, especialmente cuando la audiencia es tan grande que no puedo ver sus rostros. Pero esas palabras de ánimo de años atrás continúan ayudándome cuando me siento insegura: «Recuerde, Jean, usted es la especialista».

Vuélvase una especialista en un área pequeña que le interese. Trabaje en ello. Aprenda todo lo que pueda sobre ello. Esto hará la diferencia en cómo se siente sobre sí misma y cómo otros la percibirán.

El dolor del perfeccionismo

No importa lo difícil que sea creerlo, el perfeccionista padece de baja autoestima. Para poder gustarse a sí mismo, ellos tienen que ser perfectos. Desafortunadamente, no pueden ser perfectos, y este fracaso refuerza su baja autoestima. Es un círculo vicioso.

Ella pasó volando por mi lado, caminaba tan aprisa como sus piernas le permitían.

—Buenos días, señora Lee —le dije—. No la he visto durante varios días.

Girando sobre sí misma, se dirigió hacia mí con largos pasos, llena de tensión.

—He estado terriblemente ocupada de la mañana a la noche —me contestó—. Todos los amigos de golf de Jack y sus esposas están en la ciudad, y es mi turno de atenderlos. ¡Gracias a Dios que no tengo que hacer esto muy a menudo!

Mientras se detenía para recobrar el aliento, le dije:

—Su casa y el jardín siempre lucen hermosos. No puedo imaginarme que tuviera que hacer mucho más en sus preparativos.

Asombrada, replicó: —¡Oh, Dios mío! Hay tanto por hacer. Hemos acabado de darle al jardinero instrucciones precisas de cómo echar las piedras de arena gruesa en el camino. Estoy segura de que tendré que pasarle el rastrillo justo antes de que vengan los invitados.

—Pero su jardín siempre luce hermoso, con sus encantadoras petunias rosadas en el borde.

—¡Está lejos de ser perfecto! Usted puede notar que todas las petunias no son del mismo tono de rosado. Yo deseo que todo combine perfectamente, pero la tienda de flores se equivocó en mi orden este año. Hubiera rechazado comprar estas flores, pero ellas eran las únicas petunias rosadas que quedaban en el pueblo, y necesitaba poner algo a los lados del camino este fin de semana.

—Oh señora Lee, su casa luce hermosa, y yo admiro la forma en que toda su familia trabaja con usted para mantenerla tan hermosa.

—Bueno, gracias, pero no puedo quedarme aquí conversando. La fiesta es mañana y estoy hecha un desastre de los nervios. Detesto la forma que estas fiestas interfieren con mi rutina —moviendo su cabeza, se dirigió hacia la casa—. Tengo que marcharme. Todavía tengo que lavar y planchar.

—¿No puede esconder la ropa hasta después de la fiesta? —le mencioné. Muy asombrada, me miró con sus ojos tan grandes como dos medallas de oro—. ¡Nunca podría hacer eso! No soporto tener nada sucio en mi casa. ¿Qué tal si alguien lo encuentra?

Yo era una joven madre cuando vivía al lado de la señora Lee, y recuerdo haber terminado esa conversación sintiéndome un verdadero fracaso. Para esa época, nunca había escuchado la palabra *perfeccionista*; yo sólo pensaba que ella era una maravillosa administradora y ama de casa, y deseaba que algún día mi casa luciera tan hermosa como la de ella.

La señora Lee era meticulosa sobre pequeños detalles, siempre luchando por alcanzar excelencia, pero aun sus niveles más altos no eran suficientemente buenos. Siempre pensaba que debía ser mejor. No sólo estaba agotada, sino que estaba agotando a su esposo y a sus hijos también. Siempre que su sentido de orden era perturbado, ellos recibían las consecuencias.

No hay que mencionar que las personas perfeccionistas son a menudo personas malhumoradas. Usualmente ellos llevan un grado alto de irritación por dentro, porque nada se compara con sus expectativas. Ellos esperan demasiado de sí mismos, de los demás, y hasta de Dios. Encuentro interesante que de los diez tipos de personalidades, los perfeccionistas tienen el nivel más alto de depresión.[11]

Las personas desordenadas son a veces más felices. Ellos no se frustran tanto cuando las cosas no están en completo orden. Ahora con esto no quiero decir que estoy promoviendo el vivir en un chiquero, pero quizás disfrutaríamos más de la vida si no estuviésemos tan afanados con tener todo impecable.

Deborah era un ama de casa perfeccionista, quien trabajaba medio tiempo y estaba involucrada en el ministerio de las mujeres en su iglesia.

—Amo todas las cosas que hago —señaló Deborah—, pero no estoy llevando bien mi carga. Algo anda mal conmigo. Muchas de mis amistades hacen mucho más que yo, y aún así ellas están calmadas y relajadas. En mi caso no estoy calmada en absoluto. Es como si todo el tiempo tuviese un nudo en mi garganta.

Después de explorar varias de sus responsabilidades, sugerí que Deborah separase las cosas que eran de vital importancia cada día, para dedicarse a las áreas que necesitaran una labor tipo «A». Si ella enumeraba diez prioridades ese día, sólo las tres primeras deberían recibir la calificación de «A». Las otras siete deberían conformarse con una B o una C. Me daba cuenta que de que ella tenía dificultades para separar lo urgente de lo trivial.

—Haz que el cuarto luzca ordenado en pocos minutos, en vez de estar trabajando en él por treinta minutos para que todo luzca perfectamente —le sugerí—. Otórgate el permiso de hacerlo rápido. Cuando pasen los diez minutos, déjalo como esté y ve a lo próximo en la lista. Si tu cuarto recibe un trato

«C» ese día, no te preocupes por ello. Está bien. Empuja tus zapatos dentro del armario y tira el cubrecamas con dos pasadas. Olvídate de organizar todo. Un trato de «C» en tu habitación no importa cuando tienes otras cosas importantes que hacer. Si es necesario, deja los platos en la máquina de lavar platos o en el fregadero y no pases la aspiradora antes de irte a trabajar. Estamos haciendo esto para alejarte de vivir una vida de extremos perfeccionistas.

Creo que no gané su confianza muy rápido, porque ella se mofó, y dijo: —Eso es horrible. ¡Nunca haría un trabajo tan chapucero en la casa!

Traté de razonar con ella: —Me acabas de decir que estás eternamente cansada; que tienes cosas importantes que cumplir dentro de cierto espacio de tiempo en el mes, y que en esos días tienes que salir muy temprano de la casa. No puedes asignar un trabajo de «A» a cada cosa todos los días. Si lo haces, te convertirás en un desorden neurótico. Tienes que aprender a separar las tareas más importantes.

A regañadientes, accedió a tratar el plan y escribió su horario para los próximos días. Al principio asignó demasiadas «B» después de sus tres tareas de prioridad «A». Gradualmente, accedió a aceptar más «C» en el plan. Cuando regresó la próxima semana le pedí todos los detalles.

—Tan pronto como comencé a sentir el nudo en mi garganta, empecé a hablarme a mí misma. Anoche tuvimos ocho invitados a cenar, y me dije: "No debo demandar perfección en cada parte de la casa". Dejé que el sótano quedara como estaba y le dije a los niños que tenían que mantener las puertas de sus habitaciones cerradas. Los juguetes de los niños estaban tirados por todo el piso del cuarto de descanso, así que lo cerré también. Pasé la aspiradora a la casa el día antes y me di permiso de dejar la aspiradora en el armario hasta después de la fiesta. Decidí que el comedor y la cocina recibirían el tratamiento "A" esa noche, junto con la cena que preparé.

—¡Excelente! —le dije—. Pero, ¿cómo te sientes sobre todo esto? —me sonreí cuando escuché la respuesta.

—Jean, me sentí extraña. Realmente disfruté la noche con mis amigos. Nunca he sentido que el entretenimiento sea agradable, porque toda la preparación me cansaba. Sin embargo anoche fue diferente. Me divertí, y fue estupendo ver a todo el mundo disfrutar el relleno de las pechugas de pollo.

Luego de esto, pasó algo extraño que me tomó completamente por sorpresa. Sin ningún aviso, ella gritó con toda sus fuerzas:

—¡Mami, yo *no tengo* que ser *perfecta*! ¡No puedo complacerte en todo! ¡Rehúso sentirme culpable por no ser lo que tú siempre has deseado que fuera!

La mamá de Deborah había fallecido hacía varios años.

Viviendo debajo de nuestro potencial

Después de muchos años en una oficina de consejería, estoy convencida de que el vivir bajo el potencial de uno es causa y efecto de tensión. Cuando tenemos un potencial de 160 puntos y estamos viviendo en una realidad de 100, sabemos que no estamos viviendo de acuerdo a nuestro potencial, y nuestra autoestima sufre otro golpe, llevándonos a tensión constante y depresión.

He escuchado a cientos de mujeres sufrir de depresión crónica. Ellas se sienten atrapadas por circunstancias que se hallan completamente fuera de su control. Lloran los años que pasan mientras sueñan sobre lo que podrían haber hecho con sus talentos y habilidades. No tienen tiempo, ni energía, ni iniciativa para estar involucradas en algo que pudiera sacarlas de su depresión, y hasta la sobrevivencia parece difícil.

El sicólogo existencialista A. H. Maslow hizo una declaración significativa: «Todos los seres humanos tienen que buscar su misión dada por Dios en la vida, y en esa búsqueda se encuentra su identidad». Él no dijo esto basándose en un sistema de creencia cristiano, sino lo propuso simplemente como un principio básico de buena salud mental. No obstante, sus ideas son paralelas con lo que enseña la Escritura: Dios tiene un plan para cada uno de nosotros.

Deseo contarle sobre el plan de Dios para mi preciosa hermana. Descubrir su misión dada por Dios transformó literalmente su vida. Ella era una niña frágil, nacida prematura y casi muere envenenada por una fórmula con la que se alimentaba. Esto la dejó en un estado muy delicado. De muy pequeña fue atacada por la poliomielitis y padeció un período de recuperación muy largo. Durante su enfermedad no se le permitía asistir a la escuela, lo cual constituyó un duro golpe para su autoestima. Ella también vivía en un hogar que era intelectualmente amenazante para ella.

Después de haber crecido y habernos marchado del hogar, mi hermana me confesó que se sentía una fracasada mientras estaba creciendo. Sentía que nuestros padres me preferían más que a ella, porque yo era positiva e intelectual, mientras que ella era suave y no aspiraba a las metas valoradas de mis padres. Me quedé sorprendida al saber que había sufrido terriblemente de depresión cuando tenía dieciséis años.

Mi hermana se casó con un joven cristiano que tenía un pasado similar. Él nunca funcionó bien en el mundo competitivo y se convirtió muy dependiente de ella. Mucho de esto se debió a que él había sufrido problemas severos de salud toda su vida.

Después de casada, la vida de mi hermana transcurrió en su pequeño hogar. La mayor parte del tiempo sentía que no debía dejar a su esposo inválido sin atender. Ella deseaba involucrarse en las actividades de la iglesia, pero la asistencia regular no le era siempre posible.

El Señor escuchó el llanto de su corazón. Una noche, mientras se preparaban para acostarse, el pastor principal de la iglesia la llamó y le dijo que él y su esposa habían sido llamados de improviso para asistir a una emergencia trágica, y necesitaban que alguien se ocupara de sus tres hijos. Un anciano había sugerido a mi hermana por su talento con los niños pequeños.

Eso fue tan sólo el comienzo. El Señor comenzó a enseñarle que ella tenía un ministerio único para las familias pastorales porque siempre estaba en casa. Durante años ella estuvo disponible en emergencias para los cinco ministros de esa iglesia que tenían niños pequeños.

Mi hermana encontró significado y satisfacción en su ministerio. Ella dio su tiempo con gozo y nunca recibió un centavo por sus servicios, pero su recompensa fue mayor que cualquier cantidad en dólares.

No puedo imaginarme estar siempre dispuesta como ella. Su misión en la vida me volvería loca. Y ella no puede imaginarse haciendo lo que yo hago. Lo más probable es que sufriría un paro cardíaco si alguien le pidiera que se parase frente a un gran auditorio para enseñar. Dios sabe esto. Por eso es que Él diseña una misión que le queda perfectamente bien a nuestro tipo de vida, a nuestra personalidad y acorde a nuestra experiencia. Él sólo nos pedirá que hagamos lo que Él nos ha equipado para hacer; nada más, y nada menos.

Mi buena amiga Susana Bailey encontró que esto era verdad en su vida también. Susana creció en una granja en el sur de Australia y la forzaron a abandonar el colegio cuando tenía catorce años, debido a la tuberculosis. Su salud fue frágil durante varios años, pero con el tiempo pudo hacer ligeros trabajos domésticos. Ella y yo nos convertimos en cristianas en la misma época y asistimos al mismo grupo. Ella conoció a Guillermo en el grupo y más tarde se casaron.

Susana y Guillermo eran extremadamente activos en su iglesia local y tenían éxito en su interacción con los demás, pero después de alrededor de un año, la salud de ella comenzó a flaquear. Su médico le aconsejó que se mudaran del calor del valle hacia las colinas del campo, a unas millas de donde ellos vivían.

En las colinas sólo había una iglesia y estaba espiritualmente muerta. Un ministro «ambulante» atendía cinco iglesias pequeñas en su circuito, sosteniendo servicios dominicales en su iglesia cada cierto tiempo. Susana se desanimó particularmente por la muerte espiritual en la iglesia. Ella comenzó a orar fielmente cada día por un cambio. Después de pasar varias semanas conocieron a otras dos parejas que acordaron venir a su casa a orar los miércoles en la noche. Juntos le imploraron a Dios para que les enviara un ministro que estuviese «espiritualmente en fuego» y se consagrase a la iglesia.

Bueno, un nuevo ministro vino a la iglesia, pero no era exactamente lo que ellos habían pedido. Era un misionero enfermo y agotado que fue enviado a su casa a descansar. Después de unas semanas, Susana lo invitó a su círculo de oración con la esperanza de que sus oraciones lo animasen. Él no asistió en ese momento, pero varios meses después, se sintió impulsado a asistir al círculo de oración. Él sabía del día y la hora, así que sin informarle a nadie asistió.

Había un largo camino hasta la puerta de entrada de la casa de Guillermo y Susana. Escuchando al grupo en medio de sus oraciones, el pastor caminó calladamente hacia la casa. Era una cálida noche de verano, y las puertas y ventanas estaban abiertas para que entrara la brisa. Sus oídos se agudizaron cuando se mencionó su nombre: «Oh Dios, por favor restaura el cuerpo del pastor Brown a buena salud y aviva su alma para que conozca cómo predicar de nuevo el Evangelio. Oh Señor, está tan muerto, y desanimado, y nosotros nos estamos deprimiendo también. Te seguimos rogando que lo cambies, pero nada sucede. Por favor ayúdanos, Dios».

El pastor Kenneth Brown se detuvo detrás de la puerta sin saber qué hacer. Finalmente entró y se unió al grupo. Nunca supieron hasta meses después que él había escuchado sus oraciones, no obstante, después de esa ocasión él asistió fielmente a las reuniones de oración.

Un miércoles en la noche el pastor dijo:

—Tengo una idea que deseo que la iglesia considere. Nuestro servicio regular del domingo en la mañana no está creciendo. Las personas entran y se duermen durante el servicio. Es hora de hacer algo nuevo. Hay cinco iglesias en este circuito, con muchos jóvenes que necesitan saber del amor de Dios. Deseo tener un campamento sólo para jóvenes. He recibido permiso de las autoridades para usar los terrenos de agricultura. Podemos acomodar a todos en el heno, pero voy a necesitar mucha ayuda para llevar adelante el campamento. ¿Me ayudarían? ¿Qué piensan?

¡Los resultados fueron extraordinarios! El pastor Brown predicó sobre el amor de Dios a los jóvenes en una forma nueva y sin temor. Su alma ardía en fuego por Dios, y la reunión campestre marcó el comienzo de un nuevo despertar en sus cinco iglesias.

¿Qué le sucedió a Guillermo y Susana? Sus sueños se materializaron cuando se convirtieron en misioneros en el interior de Australia.

A pesar de la salud frágil, falta de educación o talento sobresaliente, Susana fue usada poderosamente por Dios en un ministerio dinámico. A veces pienso que nos damos por vencidos y le decimos a Dios que no nos puede usar porque no somos especialmente talentosos o educados. Dios no está tan preocupado por nuestras capacidades; todo lo que Él desea es nuestra disponibilidad. Él nos pide que le ofrezcamos lo que tenemos. Cuando nosotros hacemos lo posible, Él hace lo imposible.

La mayoría de nosotros tenemos momentos cuando no nos gustamos a nosotros mismos. Quizás fuimos condicionados durante nuestra niñez a creer que éramos menos importantes que los demás. Quizás hemos tratado de cubrir nuestra incapacidad al tratar de lograr perfección, cosa que nos cansa pero no nos da confianza. No podemos cambiar los eventos de nuestra niñez o de las personas que nos rodean, pero siempre podemos tomar la decisión de mejorar. Podemos desarrollar nuevos intereses, y tomar el tiempo para escuchar a Dios. Personalmente amo lo que dice Robert Browning: «Mi asunto no es hacerme yo mismo de nuevo, sino hacer absolutamente lo mejor con lo que Dios ya ha hecho».[12] El descubrir la misión para nuestras vidas levanta nuestra autoestima más que ninguna otra cosa en este mundo.

4

Aflicción

Cualquiera que esté pasando por una aflicción está bajo tensión. No hay forma de evadirlo. El truco estriba en lidiar con nuestra aflicción en forma saludable, saber que con el tiempo pasará, no permitir que domine nuestras vidas.

Muchos años atrás me fue referida por la agencia de consejería una jovencita llamada Kelly. Su madre adoptiva estaba teniendo serias dificultades con ella. Kelly estaba fracasando en sus notas del colegio y nada parecía motivarla. Sabíamos que era inteligente por las pruebas que se le hicieron, pero su comportamiento no estaba de acuerdo con su aptitud. Se me encomendó encontrar la razón de este pobre rendimiento y ayudarla a mejorar académicamente. Por su archivo supe que su mamá había muerto en un accidente de automóvil cuando Kelly tenía seis años.

Durante la primera sesión conmigo yo deseaba escuchar acerca de su pasado. Me quedé completamente sorprendida cuando le escuché decir:

—Bueno, para empezar, yo asesiné a mi mamá cuando tenía seis años de edad.

—¿Cómo puede ser esto? —le respondí—. Tu mamá murió en un accidente de automóvil, cuando tú no estabas presente.

—¡No, usted no entiende! —me dijo protestando—. Ella no murió realmente por causa de un auto. El día antes del accidente, yo estaba furiosa con ella y le dije: "¡Ojalá te mueras mañana, porque te odio!" Mi deseo la mató. No trate de persuadirme de otra forma. Yo sé en mi corazón que la maté.

Kelly creía sinceramente que ella era la única causa de la muerte de su madre y que no merecía nada bueno por el resto de su vida. Ella había dirigido todo el enojo que sentía por la muerte de su madre hacia ella misma. Trabajé arduamente para ayudarla a dejar ir ese enojo que producía tensión y estaba arruinando su vida.

En ocasiones nos enojamos con nosotros mismos cuando alguien que amamos muere, y a veces nuestra tensión sale en forma de enojo hacia la persona muerta. Una amiga cercana perdió a su esposo inesperadamente. Él estaba perfectamente bien y un minuto después estaba muerto.

Carol es una de las mujeres más santas que he conocido. Después de la muerte del marido parecía desenvolverse con gran paz. No hubo histeria, ni pánico, ni ninguna reacción disfuncional.

Meses más tarde, mientras compartíamos una taza de té, ella se inclinó hacia mí y me dijo:

—¿Sabes? Supongo que soy muy mala por pensar esto, pero he estado muy enojada con Art. ¿Cómo pudo morirse y dejarme con todos estos problemas que tengo que enfrentar sola?

Ella se estaba disculpando por sus sentimientos y se sentía culpable por tenerlos. Así que aproveché la oportunidad para explicarle que su enojo era una parte normal de la aflicción, y que me sentía aliviada de que ella pudiera reconocer e identificar sus sentimientos tan claramente.

Sandra Aldrich, otra de mis amigas del equipo Enfoque a la Familia, perdió a su esposo en la flor de su vida. En una entrevista reciente, ella habló del desconcertante enojo que experimentó después de la muerte de Donaldo:

«No sabía que el enojo podía tomar tantas formas. Sentí la presencia de Dios durante la enfermedad de Donaldo e inmediatamente después de su muerte, pero entré en pánico cuando pensé que Dios me había dejado sola en los últimos meses. Al sentirme espiritualmente abandonada, clamé: "¿Por qué no estás hablando conmigo?" De pronto, pensé en los momentos en que había abrazado y sentado en mi regazo a Jay o a Holly cuando estaban heridos. Yo no hablaba, simplemente los sostenía contra mi corazón, abrazando el dolor con amor. Entendí lo que el Señor estaba haciendo por mí.

»También estaba enojada con los familiares que ignoraron las oportunidades de animarlo a él y a mí, a través de visitas, llamadas y ofertas de ayuda práctica. Hubiera sido bueno si alguien se hubiese ofrecido para llevarse a nuestros hijos al parque. La única forma en que podía deshacerme de ese enojo era encarándolo y llorándolo en oración. También me ayudó recordar las veces cuando yo, sin duda alguna, había pasado por alto sus dolores.

»Especialmente dolorosos fueron los comentarios que me hicieron en la funeraria, cuando me dijeron lo mucho que habían amado a Donaldo y cómo su valentía los había ayudado. Me pregunté por qué nunca se habían molestado en decirle a él esas cosas *antes* de que muriera. El perdonarlos, aun cuando ellos no me lo pidieran, fue lo único que me ayudó.

»Recuerdo haberme encendido en enojo cuando presenciaba alguna indiferencia o rudeza entre las parejas. Mientras los esposos discutían sobre trivialidades, yo deseaba gritar: "¿No saben acaso lo que tienen?" Pero, no dije nada, porque sabía que yo no hubiera escuchado años atrás tampoco.

»Jean, realmente no deseaba estar enojada, porque me robaba la energía que podía ser usada de mejor forma en otro lugar, pero en ocasiones no podía evitarlo. Es bueno saber que las emociones no son buenas o malas; solamente existen. Así que trato de manejarlas lo mejor que puedo cada vez que se presentan.»[13]

Durante una aflicción personal he encontrado beneficioso el leer historias de otras personas que han conocido el dolor. ¿Cómo se valieron ellos? ¿Qué los ayudó a continuar a pesar del dolor que las palabras no podían describir? Le he preguntado a varios individuos que han viajado a través del valle de muerte para contribuir a este capítulo. Ellos compartirán con usted algunos de sus retos y triunfos. A medida que usted entre en su mundo, busque aquellos tesoros que pueda separar para el día en que los necesite.

Brazos vacíos (Pam Vredevelt)

«No estoy percibiendo el latido del corazón, Pam. No parece haber ningún movimiento fetal. Creo que el bebé está muerto."

»Con incredulidad mis emociones comenzaron a desenlazarse sin control. Envuelta en un puñado de pensamientos enredados, deseaba desesperadamente escuchar al médico decir: "¡Un momento; estoy equivocado. He cometido un error. Ahora siento los latidos del corazón!" Esas palabras nunca llegaron.

»Durante la próxima media hora, mi vida se había vuelto confusa en ese pequeño cuarto de examen. Todo estaba fuera de foco. Odiaba mi humanidad. "¿Por qué no puedo cambiar esto y hacerlo diferente?", pensaba. De alguna forma deseaba decir algunas palabras y levantar a mi bebé de los muertos como por arte de magia.

»Nada tenía sentido. Las enojosas preguntas iban de un lado a otro en mi mente. "¿Por qué me está sucediendo esto? ¿A John? ¡No es justo! Miles tienen abortos, pero nosotros queremos este hijo... ¿Por qué tenemos que ser nosotros los que perdemos? ¡Odio esto!"

»Durante años habíamos estado ministrando en la oficina de consejería y en la iglesia a aquellos que estaban sufriendo una aflicción. Ahora era nuestro turno de experimentarla. Las emociones corrían hacia dentro y hacia afuera, sin ningún proceso lógico. No podíamos controlarlas. En esos momentos nos hablamos a nosotros mismos en voz alta. Le recordamos a nuestro intelecto que estos sentimientos de aflicción eran normales. No dejábamos de ser espirituales por lo que sentíamos ni estábamos perdiendo la razón. Sencillamente estábamos caminando la senda de la sanidad.

»El viaje a través de nuestro dolor no fue fácil, pero adquirimos algún conocimiento en el camino. Aprendimos a relajarnos con la penetrante verdad de que la vida tiene sorpresas que están por encima y más allá de nuestro control. El crecimiento llegó a medida que nos ajustábamos a nuestras inesperadas sacudidas, e invertimos tiempo en comprendernos el uno al otro, y a Dios.

»Fuimos forzados a mirar la muerte cara a cara, de frente. Esto ahondó nuestro aprecio por la santidad de la vida. Aprendimos a abrazar el dolor, el enojo, la culpa y la tristeza. Esto enriqueció nuestra comprensión acerca de nuestra propia humanidad y profundizó nuestra intimidad con Dios. En medio de nuestro dolor aprendimos que era mejor seguir la sabiduría que buscar respuestas fáciles. Nuestra sanidad fue un proceso, no un acontecimiento instantáneo. Y en ese proceso descubrimos algunas herramientas que nos ayudaron en el crecimiento personal. He incluido más sobre el tema de cómo sobrevivir la pérdida de un bebé en mi libro *Brazos vacíos: apoyo emocional para aquellos que han sufrido un aborto natural o un hijo que nace muerto.*

»Una de las cosas más beneficiosas que hemos aprendido vino de Sharon, la enfermera que habló conmigo durante los momentos que siguieron al anuncio del médico de que nuestro bebé estaba muerto. Ella dijo: "Nosotros vivimos en un mundo caído, y en ocasiones el dolor y el sufrimiento de este mundo caído toca nuestras vidas. No es justo, lo sé; pero nada será totalmente justo y perfecto hasta que lleguemos al cielo."

»Nuestra pérdida me ha enseñado que por causa de que este mundo ha caído, yo debo esperar que los inocentes, en ocasiones, sean víctimas de la aflicción. Las pérdidas no son señales de pecado en mi vida o un mensaje de Dios para "arreglar mis cosas". Las pérdidas son simplemente una forma de sufrimiento común a la experiencia humana al vivir en este mundo. No todo en esta vida es justo o predecible. Muchos males no se arreglan. Sin embargo, llegará el día cuando se hará un juicio final, y en ese momento todo se arreglará. Hasta ese momento debo aceptar el hecho de que atravesaré tiempos cuando mi experiencia humana sea dolorosa. Habrá momentos cuando tendré preguntas y no tendré respuestas; cuando el dolor será duro de llevar. Esto es parte de vivir en un mundo caído.

»Mientras acepte este hecho, puedo al mismo tiempo tener esperanza para un mañana luminoso. Sé, sin duda alguna, que ...en todas las cosas Dios obra para el bien de los que le aman... (Romanos 8:28). Puede ser que algunos lean este verso y lo interpreten de esta forma: Dios obra el dolor y el gozo, el bien y el mal en mi vida para mi bien. Ese aborto, el nacimiento de un bebé muerto, o cualquiera otra pérdida es puesta sobre mí por Dios para lograr el bien en mi vida. Por mi parte prefiero ver las cosas de otra forma. Dios no nos afligió con la muerte de nuestro bebé para obrar cierto "bien" o crecimiento en nuestras vidas. Más bien, nuestras vidas fueron tocadas por el dolor de una experiencia humana, y en el proceso de buscar a tientas las respuestas y comprensión, se produjo el crecimiento. El trato de Dios con nosotros en ese proceso de crecimiento nos dio esperanza, fortaleza, tenacidad y consuelo. A medida que pudimos dominar nuestro enojo, depresión y culpa, Dios entró en nuestras debilidades humanas y nos sacó del hoyo de la desesperación. Así es como Dios obra el bien en nuestras vidas durante nuestras pérdidas.

»Jesús dijo: "Estas cosas os he hablado para que en mí tengáis paz. En el mundo tendréis aflicción; pero confiad, yo he vencido al mundo" (Juan 16:33). Dios sabía que experimentaríamos el aguijón del dolor y el sufrimiento. Con este conocimiento, Él ofrece palabras de ánimo de que Él ha "vencido al mundo." Así que en medio de mi humanidad, Él puede alcanzar mi vida y ayudarme a ponerme de pie nuevamente. Él trae paz a mi torbellino. Trae orden a mi caos. Él trae esperanza a mi desesperación. Realmente Dios es un buen Dios.»[14]

Desearía que otros supieran (Sandra Aldrich)

«El día que nuestro médico nos dijo el diagnóstico de Ken, no tenía idea de cómo mi amor por Dios sería probado. Recuerdo haberme arrodillado con Ken la noche siguiente en una reunión de oración, con los pastores inclinados sobre nosotros. Llorando oré: "Está bien, Señor. Confío en tu soberanía». Luego le conté a mi hermana sobre mi oración y le pedí que me la recordase, si yo decía algo contrario a aquella. Pero nunca lo hizo.

»Nada me preparó para esta batalla con la leucemia y su muerte. No sabía que me sentiría como si hubiese pasado por una amputación emocional. Es como si una parte mía me hubiese sido cortada para siempre. No sabía cuán interminablemente se alargaría el futuro delante de mí; al menos no lo supe hasta el día que conocí a una viuda de ochenta y cinco años, cuyo compañero había muerto hacía treinta años, enviudó a la misma edad que yo. Eso fue cuando la desesperación me paralizó.

»Al principio, cuando Ken murió, yo estaba airada. ¿Cómo se atrevía Dios a llevárselo? Me sentía como si Dios me debiera una excusa. Aún estoy enojada por eso, pero los sentimientos de autoconmiseración son mucho menos frecuentes. No me sentí enojada con Ken durante los primeros seis meses después del funeral. Entonces, cierto día, cuando estaba cortando la hierba, me encontraba tan agobiada con la tarea que detuve la máquina, miré al cielo y le grité a Ken por haberme abandonado. Todavía estoy resentida por haberme quedado sola con todas las labores que él hacía por mí. ¡Y el poner el árbol de Navidad usualmente exige un buen discurso!

»Para mi asombro, hubo muchas sorpresas. Por mi parte, no he sido una columna de fortaleza; han pasado cinco años desde el funeral y aún me pregunto si habrá algún día cuando me despierte en la mañana y mi primer pensamiento no sea sobre Ken. Aún tengo deseos súbitos de llamarlo para contarle de algo lindo que ha sucedido, como una buena evaluación en el trabajo, el anuncio de un nieto, o el hecho de que compré un vestido nuevo. Extraño desesperadamente nuestros tiempos de oraciones diarias juntos, y la intimidad que compartíamos como esposos. Mi mente dice: "Entregué a Ken a Dios hace ya muchos años atrás". Sin embargo, mi corazón sigue entrelazado en las cuerdas de amor que nos unieran durante su tiempo en la tierra.

»Siento un vacío social, porque la mayor parte de mi tiempo libre lo paso estrictamente entre mujeres. ¡Yo disfruto estar con hombres también!, pero hay pocas actividades mixtas para aquellos que no tienen pareja. Aun durante la reuniones familiares me siento algo así como "la quinta rueda".

»El temor asoma su fea cabeza también. El temor al fracaso. El temor a que no pueda manejar la pequeña herencia que Ken me dejó. Temor a que no me atiendan si me enfermo. Pienso que fue Benson quien dijo: "La mayor tristeza en la vida no se encuentra en las pérdidas e infortunios, sino en los temores". Estoy de acuerdo.

»Durante los últimos cinco años me he vuelto dolorosamente consciente de que no soy el mejor ejemplo de la viuda victoriosa que pensé llegar a ser el día que Ken murió. No ayudo a otros en mi situación. En mi Biblia con manchas de lágrimas y café, que llevamos en nuestro automóvil por años, marqué con resaltador amarillo el Salmo 69:6: "¡No se avergüencen de mí los que en ti esperan, oh Señor, Dios de los ejércitos! No sean humillados por mí los que te buscan, oh Dios de Israel" (B.d.l.A). En el margen de la página escribí: "Dios, por favor, no permitas que me vuelva una vergüenza para ti o para mi familia. No dejes que las personas tropiecen por causa de mis reacciones ante lo que has permitido en mi vida".

»Creo que no habrá gran progreso en mi sanidad emocional ni en mi relación con Dios mientras no acepte el hecho de que soy perdonada. Le he pedido a Dios que me perdone por reclamar una explicación de su parte por la muerte de Ken. En mi preocupación le he dicho: "Dios, estoy dispuesta a sonreír de nuevo. Deseo conocer el gozo diariamente y sentirme útil de nuevo. Haz tu obra en mí".

»Deseo que las personas sepan que me gusta escuchar mencionar el nombre de Ken. Muchos tratan de actuar como si él nunca hubiera existido, por temor a que comience a llorar si llegan a mencionarlo. Deseo que sepan que tan sólo porque *luzca* bien, eso no significa que *estoy* bien; aún me duele. Han pasado varios años desde que él murió, pero eso no significa que el tiempo haya sanado todas las heridas.

»Deseo que las personas sepan que amo escuchar decir cuánto extrañan a Ken, así como el gozo que siento cuando se nombra en la iglesia, o cuando me dicen que sus sermones grabados continúan siendo de aliento. El saber que su influencia no ha muerto favorece el proceso de "dejarlo ir".»[15]

Necesito perdón
(Neta Jackson)

«Al salir de Seattle, todavía oscuro, tenía mis dudas sobre conducir en el largo viaje que tenía por delante. Nunca antes había manejado a través del país. Estábamos mudando a mamá y papá a Chicago para que estuviesen más cerca de la familia y necesitaban que yo manejase el auto por ellos.

»Al final del primer día mi confianza se había levantado y estaba realmente disfrutando ser el conductor principal. Mi padre de ochenta y dos años parecía disfrutar el viaje como pasajero, mientras que mamá estaba sentada en el asiento trasero comentando la belleza del campo que nos rodeaba.

»En el segundo día viajamos por la carretera desierta de Montana. Ya en la tarde noté que mi papá estaba sentado de forma extraña mientras dormía la siesta. Yo busqué detrás del asiento delantero una almohada para levantarlo. De repente me di cuenta que el auto estaba saliéndose de la carretera. Moví el volante, pero perdí el control del auto, voló fuera de la carretera a 110 km por hora, dio media vuelta y aterrizó de espalda abajo en la cuneta.

»"¿Qué he hecho? ¿Qué he hecho?", grité. A medida que el polvo se asentó pude notar que el auto estaba destruido.

»"¿Qué ha sucedido?", dijo mi madre con voz frágil desde el asiento de atrás. Ella me aseguró que estaba bien, entonces se inclinó para examinar a papá. Él estaba inclinado hacia mí con su cinturón puesto y sus ojos abiertos, tratando de hablar. Pero no le salían las palabras. Luego cerró sus ojos.

»Dominada por el pánico, salí por mi ventana rota y corrí hacia la carretera para pedir auxilio. Un auto y un camión se detuvieron. Ellos ayudaron a mi madre a salir del auto y la envolvieron en una manta, pero papá se quedó en el asiento delantero con sus ojos cerrados.

»Caminando de un lado a otro, lo único que podía decir era: "He matado a mi papá... he matado a mi papá". Metí mi brazo por la ventana del conductor, puse mi mano en su cabeza y oré frenéticamente: "Oh Dios, no permitas que muera... por favor no permitas que mi papá muera". De alguna forma sentí que mis oraciones eran en vano.

»Una ambulancia transportó a papá al hospital. Cuando el auto de policía nos llevó a la sala de emergencia, supimos que papá había muerto de un ataque al corazón. Yo le había fallado a toda mi familia. Y Dios me había fallado a mí.

»Las personas eran atentas, diciendo: "No es tu culpa. Él no murió de lesiones. Pudo haber muerto de un ataque al corazón, aun sin haber habido un accidente... no te culpes. Tú sólo estabas tratando de ayudar". Nadie me culpó, pero yo sí.

»Mientras estábamos esperando en el hospital por la llegada de los familiares, un pastor local se acercó a nosotros y se quedó durante horas. Este extraño se sentó con su brazo puestos alrededor de mí. Mi hombro estaba amoratado y su abrazo dolía, pero no se lo dije; necesitaba ser sostenida. "¡Me siento como si hubiera matado a mi papá!", le dije con palabras entrecortadas, entre sollozos.

»Él no me consoló ni me culpó. Él dijo: "Suena como si necesitases ser perdonada".

»Sí. Eso era lo que necesitaba. En cualquier grado en que yo fuera responsable del accidente, no necesitaba consuelo sino perdón. Mientras me sostenía, él me llevó en oración, pidiéndole a Dios por perdón.

»Pero la pregunta seguía. ¿Por qué Dios me falló? Durante los meses que siguieron le pedí a Dios que me ayudase a entender, y algunos pensamientos nuevos vinieron a mi mente. Quizás Él había contestado mi oración; Mamá y yo no fuimos lesionadas en el accidente. Nosotros tres estábamos usando los cinturones de seguridad y tan sólo recibimos heridas menores y golpes. Aquellos que vieron el estado en que quedó el auto se preguntaban cómo alguien había podido salir vivo de él. Aunque estábamos lejos de la casa, el accidente ocurrió a unos 160 kilómetros de la casa de la infancia de mi papá. Él fue sepultado en el mismo cementerio junto a su padre, su madre y sus hermanos. Esta había sido su petición por años.

»Y papá no sufrió dolor; murió vigoroso y saludable. Justo esa mañana, en nuestra habitación del hotel, me desperté mientras él estaba haciendo ejercicios. Siempre tuve la esperanza de que él no sufriera una larga enfermedad antes de su muerte. Papá había vivido lo suficiente para ayudar a mamá a vender la casa, hacer arreglos para una comunidad de jubilados, y empacar la mudanza. Todo había sido logrado, y él se merecía un buen descanso.

»Durante meses, los recuerdos del auto dando vueltas en la carretera me perseguían. No podía pensar en papá sin revivir el accidente. En el primer aniversario de su muerte, mientras se acercaba la hora del accidente, los sentimientos de agitación se amontonaban dentro mí. Salí de la casa, me puse mi abrigo para protegerme del fuerte viento de octubre y caminé hasta un parque cercano. me senté en una banca recordé todo y lloré; recordé y lloré. No estoy segura del porqué, pero tal parece que ese día "doblé una esquina". Desde ese día en adelante pude pensar en mi Papá sin los recuerdos horribles.

»En ocasiones aún me pregunto por qué, cómo sucedió todo. Ese mismo día, un rato antes Papá había notado un ruido. ¿Había explotado una llanta? Yo no sé. Y nunca sabré la respuesta. Pero sí sé que he sido perdonada por mi inhabilidad de manejar con seguridad cuando llevaba a mis padres hasta Chicago. ¿Y Papá? Bueno, él está recibiendo el muy merecido descanso que deseaba, y experimentando las maravillas celestiales que yo tan sólo puedo anticipar.»[16]

Últimos pensamientos sobre la aflicción

Siempre supe que podía enfrentarme a cualquier cosa en la vida, siempre y cuando mi esposo estuviese conmigo. No había para mí nada más importante que Lyall.

Era fácil para mí dejar todas las demás cosas para estar en casa con él. Estaba agradecida de que pudiéramos atenderlo en casa. Su enfermedad tomó de mis fuerzas físicas, pero no me molestaba.

El día del servicio fúnebre de «Papá», me desperté temprano en la mañana y abrí mi Biblia y mi devocional diario para leer. Me sorprendió el verso que encabezaba el devocional: «La mano del Señor ha hecho esto» (Job 12:9, B.d.l.A).

En ocasiones experimentamos un golpe terrible, y quizás es tan repentino que sentimos que no lo merecemos, que no es lo debido y que es injusto. Lo único que podemos sentir es que este golpe es un error que Dios está haciendo en nuestras vidas, pero si tan sólo supiésemos que esto sería el comienzo de un nuevo refinamiento de nuestras almas.

Dios puede hacer algo con nosotros mientras sufrimos la disciplina y tomamos forma, mientras Él nos hace de nuevo. Es muy parecido al cortador de una piedra preciosa que debe tomar la piedra más fuerte y con un calculado golpe de martillo y el uso de un cincel fino, produce una gema hermosa que de otra forma se hubiera quedado oculta para siempre.

Yo le estaba diciendo a Dios: «¿Cuál es el sentido de seguir viviendo, ahora que tú te has llevado la persona más importante en mi vida? ¿Cómo podré funcionar? ¿Cómo podré seguir? ¡No puedo!» «Y, Señor, ¿te detuviste a pensar en los hijos y los nietos cuando te llevaste a Lyall? Él era su seguridad también».

El enojo venía en oleadas. Las lágrimas fluyeron. Nunca había llorado tanto como lo hice en ese año. Supongo que la muerte de «Papá» había sido mayor que todos los otros enojos y dolores que había sufrido durante el resto de mi vida. Mi hija me preguntó si yo había sufrido alguna vez cuando mi hermano murió siendo joven, o cuando mis padres murieron, o cuando mi primer nieto murió. Tuve que responder que no.

La muerte de «Papá» había desatado una reserva de aflicción que había ido guardando a través de toda mi vida.

Recientemente leí un artículo escrito por un bioquímico donde parecía confirmarse esto. El doctor William Frey, quien ha estudiado el componente hormonal de las lágrimas, dice en relación a la aflicción: «Estas lágrimas a menudo han sido escondidas por años. Ellas no son, usualmente, lágrimas por el problema presente sino por lo que ha habido en el pasado».[17]

¿Cuál es la solución para este tipo de sufrimiento profundo? No tengo una cura mágica, pero les puedo pasar algunas de las cosas que más me han ayudado. *Primero*, reconozca que el enojo es una gran parte del dolor. Es perfectamente natural, y no debe ser negado. Es saludable sentir enojo. No trate de ser superespiritual, pensando que debe vivir a la medida de algún tipo de imagen que usted ha creado en su mente. Pagará un alto precio por negar y controlar con rigidez sus emociones.

Segundo, acepte su enojo sin sentimientos de culpa. Entienda que los expertos en terapias del dolor están más preocupados sobre aquellos que no sienten enojo cuando tienen aflicción que por aquellos que sí lo sienten.

Tercero, deje que las lágrimas fluyan. Como dijo el doctor Frey: «No sofoque sus lágrimas. Deje que limpien su tensión».

Finalmente, exprese su enojo en formas constructivas. Quizás pueda comenzar hablando con Dios. Él ya sabe lo que está sintiendo, y no se sentirá ofendido. Él la ama incondicionalmente y desea ayudarla a llevar la carga de su dolor. Dios no es un seguro contra las tormentas, pero sí Refugio Perfecto en medio de ellas. Él nunca nos prometió un viaje fácil, sólo un aterrizaje seguro. En medio de mi aflicción, estoy sintiendo la seguridad y el refugio que Dios ofrece. Recuerde, Dios no es parcial; Él la ayudará como me ha ayudado a mí. Sólo necesita pedir.

5

Recapitulación

La mayoría de nosotros volvemos a vivir ocasionalmente algunos incidentes en nuestras vidas, especialmente aquellos que han sido dolorosos. Sin embargo, hay ciertos momentos cuando el estar obsesionado con el pasado es más común que en otros momentos, particularmente cuando sufrimos un trauma, un período prolongado de tensión o un cambio hormonal. Esta tendencia de volver a vivir el pasado se llama *recapitulación* y sólo nos trae más tensión.

«¡Han pasado tres años desde que aquel bajo reptil se alejó de mí, y hoy tengo tanto enojo como el día que sucedió!» Dorotea lloraba. «Cada vez que pienso en esa mujer más joven, deseo matarla. ¿Qué hice yo para merecer esto? ¿Cómo pude perderlo en manos de esa víbora? ¿No lo amaba lo suficiente? ¿Lo amé demasiado? ¿Cómo pude ser tan tonta y ciega? ¡Tan estúpida! Mis amigas me avisaron, pero yo pensaba que ellas estaban locas. ¿Por qué, oh, por qué no las escuché? Si tan sólo hubiera...»

Dorotea era una mujer de mediana edad que deseaba ayuda para lidiar con su enojo. Desde su divorcio ella se sentía como si fuera otra persona. La más mínima provocación la impulsaba a la furia. Mientras me compartía sus sentimientos más profundos podía ver que ella estaba trabada recapitulando, obsesionándose sobre el pasado. Una y otra vez revivía el abandono de su esposo por su joven secretaria, y en cada repaso olas de enojo y odio subían a la superficie.

Dorotea había sufrido un trauma y un período prolongado de tensión. El divorcio fue un proceso largo, tedioso, con una fea batalla por la custodia de los niños. ¡El esposo no solamente deseaba cambiarla por una mujer joven sino también quitarle sus hijos!

Había otras presiones más sobre ella. Sus padres, ya mayores, vivían en el mismo pueblo y dependían fuertemente de ella. El mismo año que su esposo la abandonó, su hija mayor se fue a la universidad y su hijo menor cumplió trece años. Ahora ella tiene que luchar con el dolor causado por el abandono de su esposo y la partida de su primogénita, mientras trata de ser padre y madre para los dos hijos adolescentes que quedaron.

Dorotea también estaba experimentando muchos síntomas característicos de una mujer de treinta y ocho a cuarenta y tres años de edad. Este es el momento en la vida cuando el cuerpo de una mujer pasa por un cambio hormonal, mientras el sistema reproductivo comienza a funcionar más despacio. Para algunas mujeres estos síntomas pasan rápidamente. Para otras, ellos continúan por un par de años. Los síntomas de Dorotea se alargaron, y sin lugar a duda el golpe del idilio de su esposo y el proceso de divorcio empeoraron las cosas. Dorotea no se encuentra sola.

Muchas mujeres felizmente casadas y mujeres solteras entre los treinta y ocho y cuarenta y tres años hablan de una fuerte tendencia a recapitular. Personalmente creo que está relacionado con las hormonas. Ellas miran al pasado y se odian a sí mismas por lo que hicieron o lo que no hicieron. He escuchado una y otra vez: «¡Si tan sólo hubiera sabido entonces lo que ahora sé...!» «Desearía tener una segunda oportunidad» «¿Por qué no fui más decidida?» «¿Por qué no me mantuve callada?»

Además, la recapitulación no se detiene con lo que no hicimos, sino que incluye el arrepentirse por lo que se hizo en el pasado, junto con toda injusticia que otros nos hayan hecho.

He visto a mujeres durante esta etapa de la vida volverse tan fijas en su obsesión sobre el pasado que no les fue posible funcionar. Me recuerda a los perros que muerden cuidadosamente un hueso, lo entierran, y luego lo sacan para seguir mordiéndolo.

Creo que los hombres tienen una ventaja sobre las mujeres en cuanto a dejar los pesares en el pasado. Recuerdo un hombre que estaba absolutamente destrozado porque su esposa e hijos lo habían dejado. Él estaba considerando seriamente suicidarse de un tiro. Inclusive trajo la pistola con él en su primera cita y jugó con ella mientras hablábamos. Sí, yo estaba tensa. Tomé las precauciones necesarias, pero el caso me preocupó por el resto de la semana. Oré diligentemente por ese hombre cada día, y tenía la esperanza de que volvería a su próxima cita.

Una semana más tarde temía volverlo a ver, pero me alivié cuando lo encontré vivo y sin daños. Entró a mi oficina, se sentó, y con mucha gentileza me dijo:

—¿A que no sabe lo que sucedió? He decidido tomar un trabajo en Alaska. Y no veo la hora de comenzar.

Le dije: —¡Oh! No puedo ponerme al día con usted. La semana pasada se estaba muriendo de tristeza y deseaba darse un tiro.

Él me miró bien sorprendido y me dijo: —¡Eso fue la semana pasada...!

Yo me quedé sin habla. Este hombre dejó mi oficina de la misma forma en que había entrado; feliz y listo a continuar; deseoso de comenzar su nueva vida. Me maravillé con la rapidez en que sus emociones se alinearon a su decisión. Por algún motivo los hombres parecen poder decir: «Esta es mi decisión y eso es todo», y luego prosiguen sin ser afectados por la inquietud de emociones.

Envidio esta habilidad, y conozco muchas mujeres que pagarían mucho dinero para adquirirla, pero para la mayoría de nosotras esto no sucede. No importa lo grande o pequeña que sea la decisión, usualmente meditamos sobre ella antes y después de haberla tomado. Le damos para adelante y para atrás, preguntándonos si hemos tomado la decisión correcta, sintiéndonos inseguras e intranquilas. A menudo hay un abismo entre nuestras decisiones y nuestras emociones. Algunos me pueden echar en cara por lo que digo, pero yo pienso que esto es una parte natural de ser mujer. Veo esto más pronunciado durante el período maligno de la media edad, cuando el cuerpo de una mujer va aminorando su paso hacia el fin de su ciclo reproductivo.

La recapitulación parece ser más extrema durante la menopausia y después de cualquier cirugía que afecta el sistema reproductivo. He escuchado a mujeres reportar varios problemas emocionales, seis meses a dos años después de una histerectomía. Muchos de sus médicos les han asegurado, diciendo: «Usted se sentirá maravillosamente bien después de la cirugía, como una mujer nueva». Sin embargo, no ocurre con todas las mujeres. Algunas reportan ataques severos de depresión y raros cambios en sus estados de ánimo. Muchas se traban en una fase de recapitulación, desenterrando cosas de su pasado. Otras sufren ataques de pánico y sienten que se están volviendo locas.

Los traumas inesperados, los períodos prolongados de tensión, los males de media vida y la menopausia pueden «gatillar» la recapitulación. En ocasiones sólo el irse poniendo vieja puede hacerlo también. El proceso natural de ir aminorando la marcha y tener más tiempo para pensar nos puede llevar a revisar el pasado. En ocasiones, echar un vistazo al pasado es agradable, pero para aquellos que han vivido vidas difíciles, el recapitular le traerá dolor, enojo y tensión.

Hubo ocasiones en mi propia vida cuando he sido atrapada en el paraje cenagoso del «¡Si tan sólo hubiera...!». Mis propias recapitulaciones me trajeron largas depresiones, las que me dejaron mental y espiritualmente paralizada. Recuerdo la larga recuperación después de una histerectomía, cuando estaba obsesionada sobre mi relación con mi madre. Por años «almacené» cosas que deseaba haberle dicho. No pude expresarle cuánto la amaba. Deseaba haberla entendido mejor. Ella nos necesitaba, a mí y al resto de sus hijos, para apreciarla y animarla.

Hubo muchos «¡Si tan sólo...!» Si tan sólo hubiera entendido sus necesidades... Si tan sólo no me hubiera controlado tanto emocionalmente... Si tan sólo hubiera expresado más afecto... ¡...cuán diferentes hubieran sido las cosas!

Una de nuestras hijas huyó de casa, dejó la universidad y abandonó una beca. Muchas veces he pensado en esto. «¿Por qué le permitimos que trabajara lejos de la casa ese verano? ¿Qué estaba faltando en nuestras relaciones? ¿Por qué pensaba ella que nosotros éramos muy pobres para ayudarla en la universidad? ¿Era yo muy criticona en esa época? ¿Acaso esperábamos mucho de ella? ¿Estaba tratándola de la misma forma en que mi mamá me trató a mí?» Las preguntas eran repetidas una y otra vez en mi mente.

¿Por qué le permití a mi esposo que nos sacara de Australia? Por muchos años deseaba que la decisión de Lyall hubiese sido la correcta. Cuando me encontraba indecisa sobre algo que él deseaba hacer, me regañaba a mí misma por no ser una esposa sumisa, que lo apoyara. Más tarde florecían las recriminaciones: «¿Por qué no tuve el valor de usar mi propio juicio cuando Lyall estaba determinado en llevar a cabo sus nuevas ideas?»

Me supongo que él nunca lo hizo fácil para mí. Siempre que yo objetaba algo, que me sentía insegura sobre ello, Lyall decía: «Jean, no estás de acuerdo conmigo de nuevo. ¿Estás haciendo esto deliberadamente para oponerte a mí? Sé lo que estoy haciendo. Tú eres muy negativa y tienes temor de tu propia sombra». De esa manera aprendí a guardar silencio.

Ahora, cuando miro al pasado, me doy cuenta de que él no era un hombre irrazonable. Era lo suficientemente maduro como para cambiar de opinión cuando yo persistía o cuando le demostraba el porqué era importante investigar más detenidamente antes de continuar. Pero yo era una persona escurridiza. Como un cobarde, me daba por vencida muy fácilmente. Pensándolo mejor me doy cuenta que cuando yo sabía que tenía la razón, debería haber hecho más preguntas en vez de ceder.

No creo que fui una influencia positiva o complementaria en Lyall cuando actué como una alfombra de limpiarse los zapatos. Realmente no lo honré cuando cedí con temor. No estaba siendo espiritual. Era neurótica al desear mantener la paz a cualquier precio. Las veces que sostuve mi posición, ambos terminamos cosechando las recompensas.

Hace unos años le pedí consejo al doctor Kirk Farnsworth, director ejecutivo de los Servicios de Consejería Crista. Había ciertas áreas de mi vida que estaban confusas y yo necesitaba algún consejo objetivo. Una de las cosas que él me dijo durante ese tiempo fue: «¿Jean, por qué dudas tanto de tus propias ideas? Confía en tu buen juicio. Es mucho mejor de lo que piensas». Cómo hubiera deseado que alguien me hubiese dicho eso muchos años atrás, cuando era recién casada, una joven madre, así como durante aquellos años de tensión cuando criaba adolescentes. «Confía en tu buen juicio». Eso es un buen consejo. Úselo usted misma.

Todos nosotros nos arrepentimos de algo; algunos más que otros. Si usted no ha experimentado aún el momento de recapitulación, lo hará. Una historia que mi padre solía contarme cuando era niña me recuerda de mi necesidad de sujetarme a Dios, especialmente durante los momentos de más dolor en la vida.

Mi papá era un gran maestro, y a menudo me contaba de los héroes griegos de la literatura antigua. Nunca me cansaba de escuchar acerca de Ulises, un rey de la antigua Grecia, dado a emprender grandes aventuras en busca de conocimiento.

Ulises se enfrentó a innumerables peligros en la tierra y el mar, pero tanto él como sus valientes soldados vencieron todo obstáculo y perseveraron hacia sus metas a toda costa. En las valientes vidas de estos héroes y heroínas mitológicos encontré algo de tremenda inspiración durante mis primeros años. En mi historia favorita, Ulises ya era viejo y deseaba una última aventura antes de su muerte, así que escogió a un hijo para que gobernara en su lugar, se despidió de su esposa y de sus paisanos, y equipó su barco con los marinos más valientes de toda Grecia. A los pocos días de haber zarpado llegó a un paraje muy estrecho entre unas traicioneras islas rocosas, donde vivían las malvadas sirenas. Él sabía que las sirenas se hacían pasar por jóvenes hermosas, y que su canto tenía el poder de atraer a los marinos inocentes hacia la orilla. Una vez que los marinos estaban en tierra, las sirenas los convertían en esclavos o en animales.

Ulises sabía que sus marinos no iban a resistir el canto de las sirenas, así que ordenó a sus hombres que se taparan los oídos con cera. Luego les ordenó que lo atasen fuertemente al mástil principal, para de esa forma no responder a las tentaciones de las jóvenes seductoras. Su barco navegó a salvo por el pasadizo, y las malvadas sirenas se mataron entre sí por la vergüenza de haber fracasado en su intento de capturar el barco.

He viajado a través de aguas peligrosas también, y he necesitado tomar precauciones. La vida ha sido impredecible. Por mi parte desconozco qué tipo de tempestades está usted sufriendo en estos momentos, pero sí sé que Dios hará por usted lo que ha hecho por mí. Si se lo pide, Él la guiará a través de la tormenta, y cuando el tiempo aclare y el mar se calme, Él estará allí también, sea que usted lo necesite o no. No hay error que haya cometido, ni injusticia que haya sufrido alguna vez que impida a Dios amarla. De eso se trata su fidelidad.

Uno de los lugares en donde he visto evidencia de la fidelidad de Dios en mi vida ha sido en el trabajo. En el próximo capítulo le mostraré algunas formas en las que Él me ha ayudado a soportar niveles altamente dañinos de tensión en el trabajo.

6

Estrés en el trabajo

El estrés en el trabajo generalmente está fuera de nuestro control, dondequiera que trabajemos. Viene con el cheque de pago. Aunque hay poco que podamos hacer para eliminarlo, hay muchas formas de minimizar sus efectos sobre nosotros y descargar sus tensiones en forma saludable y productiva.

«Hola, Jean. Usted no me conoce, pero he escuchado acerca de usted a través de diferentes personas. Mi familia está sumida en profundos problemas y necesito de sus servicios. Nuestro hijo adolescente ha tenido varios encuentros con la ley, y ahora el juez juvenil dice que necesita consejería profesional como parte de su probatoria. El juez no va a aceptar más la ayuda pastoral en nuestro caso. Deseo hacer una cita con usted inmediatamente».

Podía sentir la desesperación en su voz y sabía que mi respuesta sería difícil de aceptar para ella. «Lo siento mucho. No puedo hacer una cita con usted. Trabajo para una agencia de asuntos familiares que tiene estrictas regulaciones. A menos que esté de guardia cuando usted llame, será asignada a otra persona en la agencia. La agencia no permite que los clientes pidan consejeros específicos».

«¡Eso es ridículo!», me dijo. «Fui referida a usted. No quiero ir a otra persona que no conozca. ¿No puede verme en privado?»

«Lo siento. Las regulaciones de la agencia no me permiten citas privadas como usted lo está sugiriendo; no obstante, la agencia tiene muchos terapeutas experimentados. Es más, pienso que un consejero varón sería más beneficioso en su situación». Yo sabía que su hijo necesitaría una fuerte figura masculina para ayudarlo a trabajar con sus problemas.

«Jean, ¿me puede dirigir a otro consejero que sostenga sus mismas creencias?» Debí explicarle que iba en contra de la política de la agencia el discutir las creencias personales de los terapeutas.

«¡Esto es absurdo!», ella repitió. «¡Estoy enferma de preocupación sobre mi hijo, y todo lo que usted me ofrece son regulaciones estúpidas!» Le expresé mi confianza en los otros terapeutas y la animé a que llamara a la agencia para una cita. Unas semanas después recibí una carta de la señora, avisándome que si algo iba mal en su familia, sería mi culpa por no haber tomado el caso.

Seis meses más tarde me encontraba disfrutando una taza de té, temprano en la mañana, mientras leía el *Seattle Times* y vi el encabezamiento: «Joven de diecisiete años apuñala a su madre.» Estrujé el periódico contra mi pecho, mientras gemía de incredulidad, después de saber que la víctima era la mujer que había despedido. Su hijo la había apuñalado con un cuchillo largo de cocina porque ella se rehusó permitirle que manejase el auto sin licencia.

La noticia se divulgó como pólvora a través de la agencia y pronto apareció impresa en las páginas del *Seattle Times*. La pesadilla de una terapeuta se volvió realidad cuando nuestros archivos fueron requeridos por las cortes.

El vivir bajo esta presión era exhaustivo. Me sentí bajo fuerte ansiedad veinticuatro horas al día. La conmoción de la agencia había afectado mi trabajo y yo era la única que mantenía a mi familia, ya que Lyall había perdido su trabajo inesperadamente cuando entró a tomar control una nueva compañía. Dos de nuestros hijos se dirigían hacia un entrenamiento médico, y ahora mi supervisor inmediato me estaba presionando para que renunciara. Con Seattle en una recesión y los trabajos de consejería escasos, yo sabía muy bien que no debía renunciar.

Comencé a vivir un momento a la vez. Había poco alivio. Varias veces al día susurraba: «Señor, por favor ayúdame».

De la forma más inesperada, el Señor intervino. El director de la agencia, después de regresar a la oficina luego de una enfermedad, supo de las audiencias de la corte y fue de gran apoyo hacia mí. Él le dijo a otro miembro del equipo: «Jean Lush fue contratada debido a su extraordinaria influencia en la comunidad cristiana. Nosotros la necesitamos en nuestra agencia. Antes de que ella comenzara a trabajar con nosotros los clientes cristianos no deseaban venir aquí. Las iglesias nos criticaban. Nosotros necesitamos darle servicio a las personas que tienen fuertes creencias religiosas».

Luego él me compartió sus planes para mi papel futuro en la compañía. Desde ese momento en adelante, él quería que yo estuviese disponible para los clientes de iglesias que así lo pidieran.

El hijo de la señora recibió años de consejería experta y supervisión. Hoy día vive en otra parte de los Estados Unidos con su esposa y familia. Ha sufrido fuerte remordimiento por lo que hizo.

Por qué trabajo fuera de mi hogar

Las mujeres trabajan fuera del hogar por varias razones legítimas, pero el hacerlo siempre causa tensión y requiere un cuidadoso balance de prioridades.

Era invierno. El vehículo que solía tomar para regresar a casa salió del centro de consejería a las 5:30 de la tarde. Yo me quedé un rato más para seguir aconsejando hasta tarde en la noche. En esos días debía trabajar en las noches con los pacientes que por sus horarios de trabajo no podían venir durante las horas regulares de oficina. A las 9:00 de la noche cerré la puerta de mi oficina y comencé a caminar hasta el centro del pueblo para tomar un autobús que me llevara a casa, al norte de la ciudad. El centro de consejería estaba localizado en un barrio peligroso de Seattle. Yo sabía que no era seguro caminar por las calles a solas por la noche, pero ninguno de los autobuses pasaba por la oficina, y no tenía dinero para un taxi.

Esto sucedió semana tras semana, mes tras mes. Yo pedí algún relevo de la agencia, pero ninguna consideración me fue dada. Manifesté que había cubierto más turnos nocturnos que ninguna otra persona, pero mis palabras cayeron en oídos sordos. ¡Oh, como odiaba esas noches de invierno!

En esos días yo estaba nerviosa y tensa. Quizás mi ansiedad estaba relacionada con el hecho de que era la primera mujer casada en mi familia que trabajaba fuera de la casa. Mi madre era una mujer con una educación muy elevada, pero después de casarse no trabajó un solo día por un salario. Sin embargo, ella logró muchas cosas notables dentro de la comunidad. De manera que el ser esposa y madre que trabajaba afuera de la casa no era un papel con el cual yo estaba familiarizada.

Muchas mujeres jóvenes me han preguntado por qué escogí trabajar fuera de mi casa. Realmente, no tengo una respuesta simple, porque amo estar en mi casa. Comencé a trabajar por primera vez fuera de la casa en un ministerio cristiano de tiempo completo, junto con Lyall. Durante esos años también estaba terminando mi posgrado como terapeuta. Luego trabajé a tiempo completo como terapeuta familiar y matrimonial hasta que me retiré. Durante los primeros años, nuestra familia estaba destruida financieramente, por lo que me sentí impulsada a trabajar para ofrecerles a mis hijos la oportunidad de asistir a la universidad.

Aun así, mi motivación no estaba estrictamente basada en una necesidad financiera. Desde el momento que fui un adulto joven, sentí que Dios deseaba equiparme para trabajar con mujeres. Y entonces seguí su llamado.

A través de los años, aparecieron oportunidades que pudieron haberme alejado de esta misión. Se me ofreció una posición prestigiosa con una gran estación de radio cristiana que deseaba expandir sus programas a las mujeres. Durante ese mismo año también se me ofreció un trabajo a tiempo completo con una gran agencia de consejería que estaba equipada con veteranos sicólogos y siquiatras. El trabajo de la emisora sonaba maravilloso; todas mis amigas me animaron a que expandiera mis habilidades radiodifusoras y se preguntaban cómo podía pensarlo dos veces. Mi sabio esposo no ofreció ninguna sugerencia. Su comentario fue: «Ese es tu mundo. Haz tú la decisión y luego dime qué es lo que deseas hacer».

Algunos alrededor mío sugirieron: «Toma el gran trabajo de la radio». Uno de mis hijos adolescentes dijo: «Mami, tu sólo deseas plantar rosas y hornear pasteles. Esta familia necesita más dinero y menos mamá. Ve con el trabajo de consejería. Es de tiempo completo». El tener que tomar una decisión produjo tensión en mí.

Por algún motivo la oferta en la estación de radio no me parecía la voluntad de Dios para mí. Me sentía atraída hacia la agencia. Sabía que era un sitio codiciado para trabajar y que me ayudaría a desarrollar mis habilidades clínicas con las mujeres. Parecía ajustarse mejor a la misión de Dios para mi vida.

Según sucedió, acepté el trabajo en la agencia. Allí pasé un largo período de mi vida, llegando a conocer cómo aconsejar casi cualquier problema familiar que pueda imaginarse. También tuve la oportunidad de hacer algunos estudios especializados en las fases emocionales de la mujer. Durante años dirigí grupos de vida familiar para mujeres entre los treinta y cinco y los cincuenta y cinco años. Estudiamos los cambios de patrones de las emociones en relación con la fluctuación hormonal. Un tesoro de sabiduría salió de esos años. Mi visión en esa época fue «de 20/20», y ahora sé que Dios me ayudó a tomar la decisión correcta.

Además de la guía de Dios, no puedo subestimar el impacto que mi familia tuvo en mi decisión de continuar la carrera. Nací en un hogar de intelectuales, crecí sintiéndome inferior a cuatro de los miembros de mi familia, quienes eran brillantes y alcanzaban grandes logros. Yo no era como ellos; aprendí despacio y tuvieron que sacarme del colegio dos veces por causa de una extraña enfermedad en los nervios. En ambas ocasiones debí repetir el grado.

Desde que tengo memoria deseaba probarle a mi mamá que yo era alguien a quien ella podía admirar. Estoy segura de que fui motivada a terminar mi colegio y lograr un nivel profesional para probarle a mis padres que tenía valor. La última vez que vi a mi madre, ella me dijo: «¿Sabes? Eres brillante». Usted nunca sabrá cuán profundamente me tocaron esas palabras. Yo era ya una mujer formada, con tres hijos mayores, con una práctica clínica floreciente en Seattle e invitada regularmente para hablar en programas radiales, pero a medida que esas palabras salían de su boca, no podía pensar en nada más importante para mí. Al fin había llegado: había ganado su aprobación. Si usted es una madre, permítame recordarle que nunca es muy tarde para animar a sus hijos. Eso puede cambiar sus vidas.

He mencionado tres razones por las cuales trabajé fuera de mi hogar. La decisión es compleja y produce tensión a muchas mujeres, especialmente a aquellas que tienen hijos. Sin embargo, cuando las mujeres jóvenes pueden escoger —en una decisión honesta— las animo a que se queden en la casa con sus hijos pequeños el mayor tiempo posible, aunque esto signifique una pérdida financiera.

La mayoría de las encuestas parecen estar de acuerdo en que la razón primordial de que las mujeres trabajen es debido a las presiones económicas. He aconsejado a cientos de madres solteras que añoran tener el privilegio de criar a sus hijos en una forma más completa que a como están forzadas a hacerlo, ya sea por haber enviudado o haberse divorciado. Pocas mujeres que conozco tienen la completa libertad de escoger si pueden o no trabajar.

La tensión del trabajo entre las mujeres es universal

Recientemente leí una encuesta internacional sobre el trabajo. Allí decía que 71% de las mujeres entre los treinta y cinco y cuarenta y cuatro años trabajan fuera de la casa. La encuesta incluía 22.000 mujeres de Asia, Sudamérica, Europa y Australia. Cincuenta y cinco de las mujeres americanas que trabajaban decían que seguirían haciéndolo aunque no tuviesen presiones financieras.[18]

Encontré interesante que 39% de las mujeres en esta encuesta catalogaron sus trabajos como de mucha tensión, mientras que 55% dijo que eran un poco tensos. La causa de la alta tensión en los trabajos se debía a la inhabilidad de poder controlar la velocidad del trabajo y los problemas del hogar que afectaban el trabajo. Los periódicos reportan que las mujeres se quejan de tensión en el trabajo relacionado con cambios abruptos, desigualdad en la remuneración, exceso de trabajo y acoso sexual. Por supuesto, todo esto causa fatiga. Al mismo tiempo, el campo de salud mental está reportando una mayor incidencia de depresión entre las mujeres, las cuales son dos veces más propensas que los hombres a sufrir ataques severos de depresión. No puedo evitar el pensar que el mayor número de las mujeres que trabajan y el creciente porcentaje de depresión entre las mujeres están relacionados, de alguna forma.

Siempre he estado interesada en la perspectiva tanto de hombres como de mujeres sobre la mujer en el lugar de trabajo. A través de mi carrera, le he hablado con frecuencia a estudiantes de escuela superior en las escuelas públicas. Cuando pido a los varones que me digan qué piensan ellos sobre las esposas que trabajan, la respuesta de hace quince años eran radicalmente diferentes de las que he escuchado recientemente. Hoy en día los estudiantes dicen: «Por supuesto que las esposas deben trabajar, al menos durante los primeros años del matrimonio. De otra forma, ¿cómo podremos tener un buen comienzo?» Hace quince años, muy pocos muchachos admitían públicamente sus deseos de que sus esposas contribuyeran al ingreso familiar. Los tiempos han cambiado. En mi práctica de consejería he notado que los hombres que se casan por segunda vez parecen estar fuertemente impresionados con las mujeres de éxito en el trabajo.

La tensión en el trabajo es una realidad de la vida que va a continuar mientras sigamos trabajando. Esto es cierto ya sea que nuestro trabajo sea en o fuera de la casa, o una combinación de ambos. Debemos aprender a tomar un buen cuidado de nosotros y controlar la tensión, para seguir hacia adelante y no «quemarnos» en mitad de la carrera. Les he preguntado a cientos de hombres y mujeres qué hacen ellos para reducir los efectos negativos del estrés en el trabajo. He aquí una lista condensada de sugerencia que me han ofrecido.

Bajo la tensión de mi trabajo al:

- Hacer ejercicios físicos consistentes
- Dormir de ocho a nueve horas cada noche
- Tener recreación semanal
- Tener actividades de fin de semana que están en completo contraste con mi trabajo
- Guardar un día a la semana para descansar y adorar

- Tomar días de descanso intermitentes durante la época de alta presión
- Decir no, y no sentirse culpable por ello
- Atender mis necesidades personales
- Reestructurar prioridades
- Comer un desayuno nutritivo con una bebida que añada proteína
- Tener vacaciones anuales
- Aceptar un trabajo que ofrece menos paga pero más satisfacción
- Trabajar un día menos a la semana
- Rehusar volverme obsesivo con mi trabajo
- Disimular que mi trabajo no existe cuando no estoy allí
- Dejar mi trabajo en la oficina
- Desarrollar empatía por mis asociados
- Luchar por un espíritu de equipo en el trabajo
- Compartir tensiones con otras mujeres en el trabajo
- Darme algunos gustos a mí misma, como almorzar afuera con las muchachas
- Dar margen para las tensiones de mi supervisor
- Hacer oídos sordos a los chismes de la oficina
- Ofrecerle cada día a Dios y darle gracias a Él por las cosas pequeñas
- Tratarme gentilmente a mí misma cuando cometo un error
- Cerrar mis ojos, tomar respiraciones profundas, y pedirle a Dios que me llene con su paz

A través de los años debo haber usado cada una de estas ideas en muchas oportunidades. Ellas fueron como bebida fresca en un día caluroso. No hicieron que el calor desapareciera mágicamente, pero me ofrecieron un suave alivio y me dieron el ánimo que necesitaba para lidiar con la tensión relacionada con el trabajo.

7

Necesidades
no satisfechas

La vida de nadie es perfecta, y ninguno de nosotros sentimos que nuestras necesidades están siendo suplidas totalmente. En ocasiones nos sentimos realmente privados por causa de esto, y el sentirse privado de algo nos lleva a la tensión.

Una mujer que parecía tener todo en la vida a su favor me pidió consejería. Ella me dijo que era muy infeliz y deseaba explorar las posibilidades de un divorcio. Me quedé un poco confundida por su petición porque tenía seguridad financiera, así como todo lo que ella deseaba para su casa e hijos. Además, su esposo era leal y fiel. Sin embargo, ella se describía como muy infeliz porque su esposo no llenaba sus necesidades.

Le dije: —¿Puedo hacerle una pregunta? —con un gesto de aprobación de parte de ella, continué—. Supongamos que su esposo sufriera un accidente repentino que lo dejara inválido de por vida. Sabiendo que él no puede llenar sus necesidades físicas de la forma que lo hace ahora, ¿cómo se las valdría? ¿Qué haría usted?

—¡Oh! ¡No me queda la menor duda de lo que haría! —me respondió—. Sería mi obligación quedarme con él y hacer lo posible por él.

—Quiere decir que si él estuviese incapacitado de cuidarla y llenar sus necesidades, usted se sentiría diferente sobre la idea de un divorcio? —insistí.

—Bueno, sí —dijo—. Me sentiría diferente.

—¿Me puede explicar por qué? —continué, esperando ver qué sería lo que escucharía a continuación.

—Bueno —dijo—, me sentiría diferente porque sabría que sería imposible para él cubrir mis necesidades

Su respuesta era justo lo que yo necesitaba para poder señalar un punto.

—Yo le digo ahora mismo que a su esposo le es imposible llenar todas sus necesidades emocionales y románticas. Él está lisiado.

Yo había conocido a su esposo. Era alto, bien parecido, del tipo deportista, trabajador, dedicado, robusto, fuerte, y en cierta forma firme.

—Mírelo de esta forma —continué—. Su esposo está lisiado emocionalmente para llenar todas sus necesidades. Él simplemente no está capacitado para ello. Yo diría que 90% de los hombres vivos en este planeta no están equipados para manejar todas las necesidades emocionales de la mujer. Mucho de su acondicionamiento no le permite que esto suceda. Su papel primario como proveedor agota sus energías emocionales y síquicas, dejándole poco para llenar las necesidades románticas.

Casi podía leer sus pensamientos: —*Pero los hombres de hoy día son tiernos y románticos* —continué—: Las novelas de televisión y los libritos románticos nos dan la idea de que tenemos que vivir por amor. ¿Se ha preguntado alguna vez cuándo los hombres de esas novelas trabajan? Ellos pasan las horas en casa durante el almuerzo, mostrando una comprensión maravillosa de la naturaleza del alma de la mujer. Pienso que Hollywood está realizando un buen trabajo en hacer sentir a las mujeres de que se han casado con alguien inferior.

Nuestra conversación se prolongó más allá del tiempo estipulado para la cita, y al terminar nuestra sesión esta jovencita tenía varias cosas en qué reflexionar. Pasamos varias horas juntas en las semanas siguientes, poniendo en orden sus sentimientos y examinando sus expectativas. No fue mucho después que ella comenzó a sentirse mejor sobre sí misma y su matrimonio, mayormente debido a su cambio en la forma de ver la situación.

Me siento sola

June estaba inmaculadamente vestida, manejaba un costoso automóvil y vivía en un vecindario próspero. Justo después de cumplir los treinta años, vino a hablar conmigo.

Su esposo Marcos, trabajaba con su padre en un negocio próspero y muy pronto heredaría la compañía. Él trabajaba largas horas en la administración, aprendiéndolo todo para luego tomar el negocio con firmeza. Con la cercanía del retiro de su padre, él deseaba estar bien preparado para manejar las responsabilidades solo. Afuera la competencia era intensa, ya que existían otras compañías que estaban creciendo y tratando de meterse en su mercado.

June vino a mí deprimida, sufriendo de dolores de cabeza y quejándose de que su esposo no llenaba sus necesidades emocionales.

—No entiendo por qué me siento tan mal —se lamentaba—. Marcos es un proveedor maravilloso. Me da más de lo que yo haya tenido mientras crecía. Siempre soñaba con vivir en una casa como la nuestra, pero me siento sola. Marcos está siempre trabajando. Yo preferiría vivir en una tienda de campaña con un hombre que entendiera mis sentimientos, en lugar de estar en un palacio como en el que vivo ahora.

Ella habló de una relación que tuvo una vez con un músico con el cual casi se casa. Él había sido muy romántico y parecía entenderla. Ella lo amaba pero sabía que él nunca podría proveerle la seguridad material, algo extremadamente importante para ella. Había crecido con escasez y estaba determinada a no regresar jamás a ese estilo de vida.

Ahora dudaba de su decisión. Deseaba amor y atención. Sufría terriblemente con tensión premenstrual, y durante cierta época del mes se sentía como si estuviera volviéndose loca. Enseguida me di cuenta de lo que quería decir; durante estos momentos de temor, ella añoraba los abrazos de su esposo.

Cuando conocí a Marcos encontré que estaba profundamente comprometido con su hermosa esposa. Él apreciaba sus habilidades culinarias y le acreditaba a ella la hermosura de su hogar. También admitió que la mayor parte de su tiempo y energía eran gastados en el trabajo, no obstante había un par de razones para esto: el retiro inminente de su padre y los gustos caros de su esposa. Aparentemente, ella tenía un gran amor por las pinturas al óleo originales. Su hogar estaba lleno de ellas, y cada pieza costaba una pequeña fortuna.

Mientras contemplaba su caso, me di cuenta de que las expectativas románticas de June sobre su matrimonio nunca serían satisfechas, porque ningún hombre ordinario podría llenar alguna vez el barril sin fondo que había dentro de ella. Traté de explicarle mi punto de vista:

—June, hay un pequeño tesoro que me ha ayudado a través de los años en mi propio matrimonio. Los hombres y las mujeres nacen y son criados en planetas diferentes. Los hombres son un poco extraños; las mujeres son un poco raras. A los hombres se les enseña a expresar ternura con precaución, por temor a ser considerados como débiles y que esto afecte su lado competitivo en el mundo. Ellos encuentran su madurez como adultos masculinos en el terreno de su vocación. Puesto que su trabajo es su identidad, deben ser testarudos y fuertes para sobrevivir.

»Las mujeres, por otro lado, son criadas para ser tiernas, emocionales y para educar a sus hijos. En formas muy sutiles ellas son acondicionadas para buscar el Príncipe Azul que, románticamente, las amará todos los días de su vida. La mayoría de las mujeres reciben la impresión de que tan sólo hay un hombre en el mundo que está destinado a ser su compañero perfecto.

»La tragedia es que muchas mujeres jóvenes juzgan su matrimonio solamente basándose en si su esposo es capaz de hacerlas sentir románticas. Puede que ellas tengan un buen matrimonio que les ayudará a lograr sus más altos potenciales, pero se sienten privadas porque sus necesidades románticas no son satisfechas.

June había escogido a un esposo que llenaba sus necesidades dominantes mucho más de lo que ella se daba cuenta en aquel momento. Su deseo de seguridad y un hogar hermoso eran básicos para su felicidad. Era algo desafortunado que ella aún jugara con ilusiones románticas con aquel inquieto músico que había deseado compartir con ella sus aventuras y pobreza. La cruda realidad de esa vida hubiera destruido muy pronto su romanticismo, pero ella no se daba cuenta de eso, y su amigo músico se convirtió en su amante fantasma.

Los consejeros matrimoniales están muy conscientes de que muchas mujeres desarrollan amantes fantasmas. Este puede ser alguien que conocieron en el pasado o que aparece en sus sueños, en un libro o en la televisión. El amante fantasma puede, inclusive, ser alguien que ellas conocen en el tiempo presente. Algunas mujeres, desilusionadas porque sus necesidades no fueron suplidas en el matrimonio, se retiran a una tierra de fantasía con un amante fantasma. Algunos consejeros piensan que esto está bien. En mi opinión es una pérdida de tiempo y crea más problemas de lo necesario. Creo que el Señor puede llenar nuestras necesidades emocionales con mucha más eficacia que un amante fantasma. Necesitamos tornarnos hacia Él cuando nos sentimos con un vacío en nuestra alma, no a una fantasía imaginaria.

Diez años después me tropecé con June en una tienda. Para ese entonces ella tenía dos hijos en la escuela y estaba agradecida de su fiel esposo y de la seguridad que él proveía. No pienso que él haya cambiado mucho, pero ella estaba más contenta porque sus expectativas sobre el romance habían cambiado.

Cuando estaba escribiendo mi primer libro, *Emotional Phases of a Woman's Life* (Fases emocionales de la vida de una mujer), decidí investigar el material de lectura que estaban comprando las mujeres. Llamé a las librerías y casas de segunda mano que manejaban miles de títulos. Una mañana, en una tienda de libros usados, fui testigo de cómo una mujer traía una gran cantidad de novelas románticas para ser canjeadas por otras tantas del mismo tema. Le pregunté por qué leía tantos libros de este tipo, y me dijo:

—Amo el romance. Es mi escape de una vida monótona, me imagino.

También le escribí a publicadores, pidiéndoles información específica sobre la venta de novelas románticas. Harlequin Publishers me envió algunos datos y números que me sorprendieron. En 1984 vendieron más de 200 millones de novelitas. Estoy segura de que el número es mayor hoy en día. Una encuesta realizada por Zondervan mostró que 52% de la mujeres en la encuesta compraban regularmente novelas románticas. Otras librerías reportaron que algunos clientes limitaban sus compras sólo a estos libros.

¿Por qué hay un mercado tan colosal para novelitas románticas? Algunos pueden decir que esto es una forma positiva en que la mujer estimula su vida amorosa. Sin embargo, muchos lectores de novelas románticas admiten ser adictos a estos libros. Ellos expresan un deseo de romper el hábito porque les roba tiempo para otras actividades saludables.

Pienso que estos libros les sirven a algunas mujeres como un sustituto de la realidad puesto que no se sienten llenas románticamente, y entonces me pregunto cuáles son los beneficios de perderse en la ficción, más bien, ese hábito puede provocar expectativas no realistas y hacer que ellas se sientan menos satisfechas con su vida actual.

Haciéndolo a él más romántico

A menudo me preguntan: «¿Cómo puedo animar a mi esposo a ser más romántico?» Compartiré un incidente de mi vida que puede ayudarla a contestar esta pregunta. Cuando estaba casada con Lyall, sabía que si trataba de demandar más romance, lo que teníamos ya sería rápidamente aplastado. Así que traté otras formas.

En nuestro último aniversario de bodas yo sabía que Lyall no estaba haciendo planes para celebrarlo, así que en vez de dar vueltas decidí hacer arreglos especiales para ir a almorzar y sentirme emocionada de todas forma. Compré un libro caro sobre Monet y su famoso jardín en Francia. Luego llamé a un hermoso restaurante que daba a un lago, con una maravillosa vista de los barcos de Edmond, e hice una reservación para dos. Este era uno de los lugares favoritos de Lyall para cenar.

Tuvimos un almuerzo lujoso, ordenamos nuestras tartas favoritas de cangrejos y un postre delicioso. Cuando llegamos a la casa, un regalo «Para Papá» y una carta de amor con mi apreciación por él lo estaban esperando en la mesa del comedor. Tarde en la noche compartimos una pequeña cena romántica. Hice su ensalada de frutas preferida, con frutas tropicales especiales.

Aún hoy me río cuando pienso en ese día. Lyall fue sorprendido completamente. Todas las festividades lo confundían, porque él había olvidado nuestro aniversario. Pero una vez que se dio cuenta de lo que estaba pasando, trató de fingir que estaba preparado. Hizo una discreta llamada telefónica a la florería, sólo para enterarse de que ellos no podían entregar con tan poco tiempo de notificación. Finalmente admitió que se había olvidado de nuestro aniversario. Lo cómico fue su inseguridad sobre si yo estaba disfrutando la ocasión a pesar de su lapsus mental. Él nunca olvidó ese día; yo estaba muy animada y encantadora, y nunca dije nada sobre su olvido de hacer este día uno especial para mí.

Al día siguiente, Lyall llamó a nuestra hija y le pidió que le recordase los cumpleaños y aniversarios con anticipación. A la siguiente Navidad, estaba preparado. Fue a nuestra tienda favorita y a una vendedora que reconoció le preguntó cuál perfume me gustaba más. Con su ayuda, él tenía un paquete envuelto especialmente para mí que contenía mi fragancia favorita. Usted debería haberlo visto en la mañana de Navidad. Me trajo triunfante su regalo, con una sonrisa de oreja a oreja.

Quizás piense que a Lyall antes no le importaba lo suficiente como para molestarse, pero no era eso. Él había sido el noveno hijo, nacido en una estancia australiana dedicada a la crianza de ovejas. Tuvo una niñez maravillosa, pero su familia le dio poca importancia a los cumpleaños y a los aniversarios.

Recuerdo algo que aprendí en mis estudios clínicos que se aplica aquí. Mis profesores me enseñaron sobre la ley de repetición compulsiva: lo que nos sucedió en nuestra familia de origen, haremos que suceda en nuestra familia presente.

Cuando las mujeres me preguntan:«¿Cómo puedo cambiar a mi esposo? ¿Cómo puedo hacer que supla mis necesidades?» Les tengo que decir: «No es fácil, porque él fue muy bien acondicionado antes de ni siquiera conocerte a ti. Obtener más romance de su parte puede muy bien depender de tu decisión de aceptar y atesorarlo *tal como él es*. Si él no percibe aceptación y se siente que lo está empujando a cambiar, puede que simplemente se vuelva más resistente. Él necesita sentirse amado tal como él es. Cuando esto es firmemente establecido, entonces puede que lentamente los cambios ocurran».

También pienso que mucha discusión sobre las necesidades que no se suplen en el matrimonio pueden robar al romance su misticismo. Trate el romance como trataría a una flor hermosa y delicada, que puede marchitarse por el calor del sol (discusiones y palabras duras) o por el insistente frío (enfriamiento e indiferencia). Como una hermosa flor, el romance necesita ser alimentado, fertilizado y regado en forma regular. Entonces el florecimiento saldrá naturalmente.

Un cambio de vista

Recientemente recibí una invitación para hablar en un retiro a un grupo grande de mujeres. A mi hija más joven, Heather, le fascina viajar conmigo. En ocasiones, cuando estamos en conferencias, ella actúa como si no me conociera y se sienta en el medio del auditorio, para escuchar las reacciones mientras hablo.

En esta conferencia en particular ella se sentó junto a una mujer de edad media, bien educada, la cual era líder en su iglesia. Al final de una de las reuniones, la mujer dijo:

—Esa señora ha cambiado mi vida. Durante los últimos cuarenta años he guardado resentimiento en contra de mi esposo porque me había sentido robada en el romance. Durante años he soñado en conocer a un hombre especial, que supliera mis mayores fantasías. Tengo una familia maravillosa, pero siempre me he sentido con necesidad de algo más. Hoy estoy dejando ir ese resentimiento. Deseo decirle a mi esposo lo agradecida que me siento por su fidelidad y el gran papel que él ha jugado frente a nuestros tres hijos. Esa señora nunca sabrá cuánto me ha ayudado su charla.

Con una sonrisa, Heather le respondió: —Sí, ella lo sabrá. Ella es mi mamá y estoy segura de que le encantará escuchar su historia en el camino de regreso a casa.

Al escuchar la reacción de esta señora, me recordó a otra que conocí hace muchos años, la cual encontró una respuesta a sus necesidades no suplidas. Conocí a la señora Hasting durante mis años de universidad. Mientras asistía a una conferencia en el Este para estudiantes universitarios, escuché por primera vez por qué Jesucristo había venido al mundo, y que Él deseaba ser mi Salvador personal y mi amigo. Me acerqué al líder de la conferencia después de la reunión y le dije: «Deseo que Jesucristo sea mi Salvador personal y mi Señor». Allí mismo oré en silencio y le pedí a Dios que me perdonase mis pecados y tomase control de mi vida. Mi salud física y emocional cambiaron radicalmente. Por primera vez en mi vida yo estuve espiritualmente viva.

Después de mi conversión estaba hambrienta de aprender todo lo que pudiera sobre la Biblia. Asistí regularmente a reuniones de la Comunidad Internacional de Estudiantes Cristianos (Inter Varsity Fellowship), y a la Iglesia la Divina Trinidad y busqué de otros maestros también. Así fue como conocí a la señora Hasting. Ella me invitó a mí y algunos de mis amigos a un estudio semanal de la Biblia en su casa. Estudié con ella durante doce meses. Al final del año escolar le pedí que compartiera la historia de su vida conmigo.

—Bueno, Jean, yo nací en un viejo pueblo portuario en Inglaterra. Vivimos allí por muchos años y en algún momento durante mi niñez yo le pedí a Dios que perdonara mis pecados y que viniera a mi corazón. Nuestra familia asistía a la iglesia metodista de la localidad. Aún puedo recordar el fuego evangelístico de ese viejo predicador.

»Ya adolescente, yo era parte del grupo de predicadores. Sostuvimos reuniones en las calles y casi en cualquier lugar donde se pudiera reunir un grupo, mientras el tiempo lo permitiera. Los marineros andaban por las calles en la noche con poco que hacer y se reunían a escucharnos cantar y compartir historias sobre la obra de Dios en nuestras vidas.

»Una noche un joven alto y bien parecido me pidió hablar conmigo después de escucharme hablar. Lo invité a nuestra iglesia y él le pidió a Dios que tomase control de su vida.

Tenía pasión por aprender de la Biblia, y con el tiempo llegó a ser el líder de nuestro grupo de predicadores.

»Él era un joven dinámico. Tengo que admitir que yo me sentía muy atraída a él, pero la atracción era mutua. Trabajamos juntos en el grupo de predicación durante varios años. Mientras pasábamos más tiempo juntos, más fuerte crecía mi amor por él. Jack había robado mi corazón.

»Yo sabía que Jack estaba destinado para algo extraordinario. Hablamos de compartir el resto de nuestras vidas juntos, pero dándonos cuenta de que no podíamos poner fecha a la boda hasta que supiéramos que esto era lo que Dios deseaba para ambos. Ambos prometimos buscar el consejo de Dios y obedecerle. Para mí era obvio que la bendición de Dios estaba sobre nuestra relación. Éramos una pareja muy efectiva ministrando juntos.

»El resultado fue que decidimos llenar la solicitud ante nuestra junta de Supervisión Misionera para que nos considerara como misioneros. La junta nos entrevistó a ambos, y Jack fue aceptado inmediatamente. Yo fui rechazada sin ninguna explicación. Era difícil para mí entenderlo, sobre todo cuando había estado tan activa en la evangelización por tantos años. No obstante, no investigué lo que estaba sucediendo.

»Jack se fue pronto del pueblo y se unió al grupo de candidatos que serían entrenados en el Sur de África. Éramos escritores ávidos. Amaba leer sus cartas, siempre creyendo que de alguna forma, algún día nos casaríamos. Estaba segura de que un amor tan profundo como el nuestro nunca podría ser separado.

»Luego, una tarde mi padre me pidió que me sentara con él en la sala. Él no hacía esto a menudo, por lo que presentía que deseaba hablar sobre algo importante. Nunca se me olvidarán sus palabras: "Marian, tienes que dejar de lado toda esperanza de un futuro con Jack".

»Él continuó diciéndome que la junta de misioneros había seleccionado a seis jóvenes voluntarios que estuviesen dispuestos a entregar todas sus ataduras con el hogar para aventurarse en el corazón del Congo. Jack se había ofrecido de voluntario y yo sabía que nunca podría unirme a él, porque el gobierno de Bélgica prohíbe a las mujeres entrar en las selvas peligrosas del Congo. Había una gran probabilidad de que Jack nunca regresara con vida.

»Lloré durante semanas. ¡No! ¡Años! Mis padres estaban muy preocupados por mi estado de ánimo y hablaron con nuestro pastor. Su remedio fue simple. Él me encontraría otro joven cristiano en la iglesia que sirviera bien para esposo.

»Fue así que me casé con George, y emigramos a Australia para comenzar una nueva vida. Pero el dolor por Jack nunca se fue; no podía olvidarlo. Me sentía como si estuviese viviendo una doble vida, sin decirle nunca a nadie cómo me sentía realmente por dentro. George conocía que yo había roto mi compromiso con Jack, pero nunca se imaginó que aún me molestaba. Probablemente pensó que estaba contenta y feliz de tener un hogar y dos hijas maravillosas.

»Una mañana me desperté al amanecer para leer mi Biblia y orar, pero no podía ver las letras de las páginas por causa de mis lágrimas. Sentía que estaba "volviéndome loca". Caí con el rostro en tierra, pidiéndole a Dios que me ayudase.

»Jean, Dios me visitó esa mañana. No sé cómo llamar a esa experiencia, pero Dios me tocó de forma sobrenatural. Él me dejó saber en mi corazón que había escuchado mi llanto, y que tenía una misión para mi vida. Debía dedicarme a estudiar la Biblia porque me iba a usar para enseñarla. Me parecía un poco extraño, porque las únicas personas que yo conocía que enseñaban la Escritura eran hombres. Pero creí lo que Él me dijo».

La señora Hasting había escuchado a Dios, y esta dulce señora daba clases de Biblia en su casa hasta que se mudó a una casa de retiro. Ella sola fue responsable de enseñar y equipar a treinta y tres jóvenes hombres y mujeres que con el tiempo se convertirían en misioneros. En esos días, no había tal cosa como universidad bíblica. Ella era la universidad.

Tan joven como era, y con la esperanza de casarme algún día, yo me sentí triste de que ella hubiera perdido a Jack en el Congo. Le pregunté si se arrepentía de no haber podido compartir su vida con el hombre que tanto había amado. Su respuesta me sorprendió: «Amada mía, no lo hubiera querido de otra forma», me dijo con firmeza. «Si me hubiera casado con Jack, hubiera sido su esclava, y nunca hubiera madurado. Hoy *conozco* a mi Señor Jesús de una forma que nunca lo hubiera podido conocer si me hubiera casado con Jack. No; no me arrepiento».

Las necesidades no suplidas y las tensiones son compañeras de viaje. En ocasiones nuestras necesidades pueden ser satisfechas a través de formas naturales, otras veces se requiere el toque sobrenatural de Dios.

¿Cuáles son sus necesidades? ¿De qué manera necesita que Dios intervenga a su favor? Hable con Él sobre sus fuentes de tensión. Pídale sabiduría y guía. Pídale respuestas. Dios no es parcial. Él hará por usted lo que ha hecho por mí y por Susan, June, por la señora Hasting y por muchas otras más. Sus oídos escucharán su clamor y actuará a su favor, pero todo tiene que comenzar con usted. Saque algún tiempo para estar a solas con Él. Afine sus oídos para escuchar su Espíritu. Abra su corazón para recibir de Él. Luego prepárese. Vigile, Espere. A su tiempo, usted sentirá que Él está llenando los vacíos de su alma.

Han pasado más de cincuenta años desde que la señora Hasting me contó su historia, pero sus palabras aún suenan en mis oídos: «No me arrepiento». Pocas personas pueden hacer esa declaración. La señora Hasting la hizo con convicción. Quizás ese sea el resultado de buscar diariamente de Dios y obedecer su voz; sin importar el precio.

8

Las presiones
de los padres

Cualquiera que tiene hijos sabe que el ser padre puede causar tensión. Los niños discuten, desobedecen e insisten en ser ellos mismos, lo cual puede llevar a los padres a la locura a través de las preocupaciones y tensiones. ¿Cómo podemos lidiar con este tipo de tensión en nuestras vidas?[19]

Rivalidad entre hermanos

Daniel y Roberto son hermanos que tienen menos de un año de diferencia. Daniel nació de una mamá adolescente y en ese momento fue adoptado por Susana. Pocos meses después de la adopción, Susana concibió y seis meses más tarde ella dio a luz a Roberto. Dos años más tarde nació su preciosa hija María. Esta pequeña niña tenía la mejor disposición que pueda tener un niño. Adondequiera que ella iba, las personas se enamoraban de ella. Pocos años después, Susana quedó sola criando a sus hijos, después de un tumultuoso divorcio.

Aunque los dos varones tienen casi la misma edad, son muy diferentes. Daniel es inclinado a la mecánica, y su posesiones son importantes para él. Cuando se enoja, explota y manifiesta su enojo en formas físicas. Roberto, sin embargo, es articulado y usa bromas como su arma mortífera. Pobre Susana; tiene sus manos llenas.

¿Cuál es la respuesta? Primero que nada, pienso que a las madres les ayuda saber que la rivalidad entre hermanos es normal. Las discusiones son de esperarse y en ocasiones beneficiosa. Los niños pasan por tensiones con sus hermanos y esta experiencia puede darles recursos que quizás usen más tarde en la vida.

Hay hermanos que no discuten. No creo que podemos pensar que esto sea estrictamente el producto de padres habilidosos, porque muchos padres habilidosos tienen hijos que discuten. Simplemente ocurre que hay familias con hijos callados que evitan los conflictos. También hay casos donde los padres violentos producen hijos que se aterran con cualquier tipo de problema. El lema por el cual estos niños viven es «Paz a toda costa».

El doctor James Dobson dice que cuando a las mujeres se les pregunta: «¿Cuál es la parte que más le molesta de criar niños?» la respuesta unánime es: «¡La rivalidad entre hermanos!» La mayoría de los padres están profundamente preocupados sobre las discusiones que escuchan entre sus hijos. Una gran cantidad de energía se va en apaciguar batallas y tratar de enseñarles a los hijos que deben llevarse bien. Sin embargo, en la mayoría de los hogares ninguna cantidad de predicación resolverá por completo el problema. Los padres pueden bajar su propias ansiedades al desechar la creencia de que los buenos hogares no tienen discusiones. ¡Muéstreme una «buena familia» y le aseguro que encontraremos niños que tienen sus momentos de guerra!

Algunos expertos dicen que los padres debieran quedarse completamente fuera de las discusiones de sus hijos. Quizás esto funcione en ocasiones, pero no estoy segura si estoy de acuerdo con el concepto en su totalidad. Cuando niños pequeños y grandes están involucrados en la discusión, hay una buena razón para que la madre intervenga. El hijo menor no tiene la fuerza que tiene el mayor y necesita protección. Las madres que tienen hijos de varias edades en el hogar necesitan ser «todo oídos».

Las discusiones usualmente no suceden sin una razón. Hay propósitos definidos detrás de ellas. Toda discusión tiene tres niveles: la causa inmediata del problema, la lucha por el control, y la vena acentuada de resentimiento acumulada por años de rivalidad por la posesión de los padres.[20]

Vemos esto en la rivalidad entre Daniel y Roberto. Cuando Roberto tomó uno de los juguetes de Daniel de su cuarto, hubo una causa inmediata para tener problemas. Mientras los dos discutían, cada uno luchaba para demostrar quién estaba en control y era más poderoso. Daniel atacó físicamente; Roberto usó abuso verbal. Por supuesto, todo esto estaba al alcance del oído de Susana. Tan pronto como la discusión comenzó, ellos sabían que tenían su atención.

Susana usualmente era sabia en cuanto a estas tácticas y dejaba que los muchachos llegaran a un acuerdo entre ellos. Esta era una buena forma, ya que ellos tenían tan sólo seis meses de diferencia en la edad. En la mayoría de los aspectos mantenían una competencia pareja. Al no salir corriendo hacia ellos siempre que discutían, ella no recompensó el comportamiento que deseaba parar. Daniel y Roberto aprendieron que no podían conseguir la atención completa de su madre por medio de discusiones.

Algunos hermanos no se caen bien

Si los hijos discuten crónicamente, ¿por qué deja que jueguen juntos? ¿Por qué darles la oportunidad de que discutan? ¿Por qué no separarlos? He propuesto estas ideas antes a las madres, sólo para escuchar como respuesta: «Eso es ridículo. Son hermanos, y deben llevarse bien».

La realidad es que algunos hermanos no se caen bien. Quizás tienen intereses o personalidades completamente diferentes. Tan sólo la presencia de uno puede irritar al otro. Esto es algo terrible para una madre idealista que piensa que es su trabajo hacer que sus hijos se amen el uno al otro. Ella se siente como una fracasada, o que su imagen cristiana está empañada por causa de las discusiones de sus hijos.

Tan sólo porque los niños son hermanos, no significa que ellos serán automáticamente buenos amigos. Es bueno tener una perspectiva prolongada en la mente. Las relaciones entre los hermanos tienden a mejorar con el paso del tiempo.

Es aceptable el tener malos sentimientos

Se les puede enseñar a los niños que es normal tener buenos y malos sentimientos hacia un miembro de la familia. El animar a los hermanos a decirse cuándo ellos se sienten enojados o felices puede mejorar la comunicación y prevenir guerras que duren días. Sin embargo, este tipo de franqueza no sucede de un día para otro. Muchos niños encuentran difícil discutir sus sentimientos de enojo. Su culpa sobre el enojo amarra sus lenguas. Los padres tienen que dar a los hijos el derecho de hablar sobre estos sentimientos no placenteros, y luego consistentemente animarlos a hacerlo.

El niño que vive bajo la sombra de los logros de sus hermanos y hermanas a menudo no se siente bien sobre sí mismo. Puede que tienda a provocar a los otros hermanos porque le da un sentido de superioridad. Puede que no sea inteligente, atlético o bien parecido como sus hermanos y hermanas, pero asimismo puede controlar a sus «enemigos» enojándolos.

Los padres son naturalmente atraídos hacia los niños seguros de sí mismos, que tienen una buena disposición; pero los menos seguros, los niños con problemas, necesitan más del tiempo de los padres. Si él se siente apreciado y amado, será menos propenso de llamar la atención. El tiempo·individual a solas con un padre le puede ayudar a sentirse seguro y así no tiene que tratar de pisar a sus hermanos y hermanas. Una cita semanal de cuarenta y cinco minutos con Mamá o Papá puede hacer maravillas.

Si los niños están teniendo dificultades extremas tolerándose el uno al otro, puede ser que los padres tengan que explicar la diferencia entre las acciones y los sentimientos. Pueden insistir en que los niños actúen respetuosamente entre ellos, a pesar de sus sentimientos. Si un niño actúa sin piedad al pegar, maldecir o poner apodos, se le debe exigir que se disculpe por su mal comportamiento. Él debe ser responsable de sus acciones, ya sea que sus sentimientos cambien o no.

Esto puede ir un paso más adelante. Usted ha escuchado el dicho «Los sentimientos siguen a las acciones». Cuando salimos de nuestra forma de ser para ser bondadosos con alguien que no nos cae bien, nuestros sentimientos tienden a cambiar en el proceso. En reuniones familiares, los niños pueden estar dispuestos a compartir cosas positivas que ellos ven o les gusta sobre el otro. Esto le ayudará a apreciar la individualidad de cada uno.

¿Falta de respeto o una saludable expresión de sentimientos?

Hoy, mientras estaba hablando con una muchacha adolescente, le pregunté: «¿Qué es lo que más te molesta de las personas mayores?» Sin titubear, me respondió: «Odio cuando mis padres dicen: "¡No me contradigas!" Odio cuando me gritan antes de poder explicar mi versión de la historia. Pienso que debiera tener una oportunidad de explicar las cosas, aun cuando esté equivocada».

Le pedí que me ayudara a entender lo que quería decir. Entonces me dijo: «Tal como ocurrió hoy. Regresé del colegio y dije que deseaba una merienda. Mamá dijo: "No, no puedes comer nada porque siempre estás comiendo de más!" Ella estaba ya molesta aun antes que yo entrara por la puerta, y se desquitó conmigo. Más tarde me gritó desde la cocina: "Elizabeth, ven aquí inmediatamente". Yo le grité: "No puedo. Estoy en medio de un problema de álgebra y es importante que lo termine". Entonces se puso furiosa y gritó: "Usted viene aquí en este mismo momento y no se atreva a contestarme". Veinte minutos más tarde me regañó por no tener mejores notas en matemática. Yo desearía que mis padres fueran tan consecuentes como lo son mis maestros».

Quizás usted está pensando que Elizabeth actúa muy adulta para su edad. Realmente, ella no es una niña fácil. Es una de catorce años responsable, atractiva, despierta y razonable. Le molesta que sus padres reaccionen de manera exagerada y no sean más sensibles.

Yo sentía curiosidad de escuchar más, así que le pregunté qué hacía cuando estaba enojada con sus padres. «Me voy a mi cuarto y grito, doy patadas y brinco. En ocasiones meto mi cabeza en la almohada y lloro. Cuando me calmo, escribo en mi diario».

Voy a hacer una pregunta como una abuela activa: ¿Qué podemos hacer para proteger a nuestros hijos de que no repriman sus sentimientos, y a la vez no permitirles que nos desafíen y nos falten al respeto? ¿Cómo podemos cuidarnos de no obligarlos a callar sus emociones y al mismo tiempo enseñarles que tienen que tener dominio propio y respeto a la autoridad? No podemos permitirles que nos tiren su enojo cada vez que nos oponemos a ellos, de otra manera nunca podrán desenvolverse en el mundo real, sin embargo, ¿es beneficioso prohibir toda expresión de enojo?

Cuando deseamos enseñarles a nuestros hijos cómo manejar su enojo, debemos comenzar examinándonos a nosotros mismos. Nosotros somos el modelo que nuestros hijos emulan. De forma inconsciente, absorben la forma en que actuamos cuando estamos enojados. Quizás la forma que actúan es un reflejo de la forma que nosotros actuamos con ellos. Yo sé que muchas madres dicen cosas como: «No te atrevas a manifestar ese tipo de enojo en esta casa». En ocasiones, algunos niños con voluntades férreas discuten: «¿Por qué no? ¡Tú lo haces todo el tiempo!» o «Tú y Papi discuten todo el tiempo. ¿Qué hay de malo en eso?»

Es inútil decir: «Soy un adulto y tú eres un niño. Puedo hacer cosas que tú no puedes hacer», o «Haz lo que te digo y no lo que hago». El niño de hoy en día dice que sus padres no tienen lógica, y tiene razón.

Si nuestras vidas no son consecuentes con lo que enseñamos, nuestros hijos no nos darán la posición de autoridad en sus vidas. Ellos van a racionalizar su temperamento, diciendo: «No puedo evitar el ponerme tan molesto. Es simplemente como soy. Como el padre, así el hijo». Si el niño vive con otros que pierden constantemente el control, los ataques del carácter serán la forma normal en vez de la excepción. Tenemos que preguntarnos a nosotros mismos: ¿Nos tragamos nuestros sentimientos negativos o los usamos para asaltar verbalmente a aquellos que nos rodean? ¿Qué es lo que nuestros hijos intuitivamente están recogiendo de nosotros? ¿Les estamos enseñando a manejar su enojo, o es su enojo el que nos está manejando tanto a nosotros como a ellos?

Tres primas que tenían ocho, nueve y diez años se quedaron en mi casa durante un verano. Ellas decidieron que deseaban ir caminando a un centro comercial que quedaba a unos tres kilómetros de distancia, y querían ir solas. Yo sabía que el cine en ese centro era un lugar favorito de los traficantes de droga.

Yo estaba nerviosa con esta idea y les respondí que no a su petición. Ellas me dieron las razones usuales: «Tú no confías en nosotras. ¿Cómo es que permites que los varones vayan solos a los sitios? Nosotros podemos cuidarnos. Nunca podemos hacer nada. ¡Tú eres mala!»

Después que ellas se quejaron durante varios minutos, me di la vuelta y les respondí: «Ya dije que no».

Esto puso las cosas aun más difíciles y comenzaron de nuevo a argumentar. Yo cambié la atención de su enojo contra mí hacia sus sentimientos de enojo, y les dije: «Miren, yo entiendo que estén muy enojadas conmigo. Yo me sentiría de la misma forma si estuviese en su lugar. Sé que ustedes piensan que soy injusta, irrazonable y sencillamente mala. Sé también que soy dura con ustedes, y que debe ser terrible tener una abuela que desea protegerlos. De paso, Papá desea llevarlos a pasear en barco tan pronto como él termine en el estudio».

Una vez más continué mi defensa. «Si yo tuviese la edad de ustedes, me sentiría exactamente igual. Estaría muy molesta y totalmente frustrada. Pero nunca diría lo que me han dicho. Les he permitido que me digan cómo se sienten; las he escuchado. Pero ahora deseo que sepan que he escuchado suficiente. No importa lo que digan, no cambiarán mi respuesta. Yo sé como ustedes siguen y siguen con su mamá hasta que la cansan y ella les deja hacer lo que quieren. Eso no va a funcionar conmigo». Con una mirada pícara en mi cara terminé la conversación diciendo: «Han pasado suficiente tiempo en mi casa como para saber que soy una bruja. Mírenme. Estos son los ojos azules de acero de una bruja británica, pero los amo demasiado como para ceder».

Cuando un asunto importante concierne el bienestar de nuestros hijos, es extremadamente importante que no cedamos de nuestra posición original. Los niños aprenden rápidamente si pueden salirse con la suya al demostrar enojo. Si cedemos a sus ruegos y tretas, los acondicionamos a usar el enojo para su beneficio. Lo próximo que veremos, es que lo estarán haciendo en el colegio también.

Todos hemos visto a un pequeño gritando en el carrito de las tiendas de víveres. Mientras su mamá lo lleva de un lado a otro por el pasillo, el niño le exige una cosa tras otra. Cuando no se sale con la suya, él grita y patalea como si estuviese siendo abusado terriblemente. Esto es humillante para la madre cansada, que ve las miradas que le dicen: «¿Por qué no mantiene a ese niño bajo control?»

Si esta madre cede, ella pierde la batalla y su hijo de dos años aprende cómo conseguir lo que él desea. Así que, ¿qué debe hacer? Nunca debe ceder. Ignore esta treta del niño y continúe diciéndole que no va a cambiar de opinión. Si es necesario, haga breve su salida. Si él disfruta ir a la tienda de víveres, dígale que la próxima vez él no podrá acompañarla. El niño debe aprender que con sus extremismos no va a conseguir lo que desea.

Años atrás mi nieta de cuatro años llegó desde el otro lado del océano, donde había estado viviendo por dieciocho meses. Ella tuvo dificultades adaptándose a los muchos cambios y rehusaba comer comida norteamericana. No dormía bien y estaba enojada con su mamá, culpándola por todos los cambios.

Después de haber estado con nosotros por un corto tiempo, la llevamos con su familia a visitar a sus primos que vivían a unos 250 kilómetros de distancia. Cuando llegamos a la autopista, esta niña de cuatro años comenzó a reaccionar. Pataleaba y gritaba lo peor. Le advertimos que Lyall no podía manejar en la autopista cuando ella estaba gritando y que tenía que parar. Su petulancia continuó. Lyall sacó el auto de la carretera en un lugar peligroso y la alcé aún pataleando y gritando, saltamos una cerca y la llevé hasta un campo abierto. Sosteniéndola con firmeza, le dije: «Debes parar. No nos vamos a la casa hasta que lo hagas». Ella gritó más fuerte aun. Finalmente le dije: «Papá (Lyall) y tu mamá están bien molestos, y tu mamá está llorando. Yo voy a orar por ti, más alto de lo que tu puedas gritar».

La escena era cómica. Allí estábamos, al lado de la carretera, gritando y compitiendo una con la otra. Los autos reducían la velocidad para ver lo que estaba sucediendo. Al final se calmó, y regresamos al auto, pero la paz no duró mucho. Tan pronto como regresamos a la carretera, ella comenzó a gritar: «¡Te odio! ¡Y odio a mi mamá!» Lyall volvió a salir de la carretera de nuevo y esperamos. Dije: «Puede que estemos aquí toda la noche, pero tú no vas a gritar y patalear dentro de este auto». En esta ocasión ella percibió que teníamos control y se calmó. No volvió a suceder. Hoy en día ella es una estudiante espléndida en la universidad, la cual se siente muy bien con sí misma. Dicho sea de paso, también aprendió muy bien el arte del dominio propio.

Las madres y los padres no necesitan tener temor de dejar que sus hijos expresen los sentimientos negativos, aun cuando esos sentimientos sean dirigidos en contra de los padres. Pienso que se hace más daño a la salud emocional del niño cuando se le enseña que el enojo es malo y pecaminoso. Mi regla general es la de libertad dentro de ciertos límites, pero los padres son los que deben determinar el grado de libertad y definir las fronteras.

Los límites son importantes. Si el hijo amenaza al padre, el niño ha cruzado la línea. «Te odio, y ojalá que te mueras», puede ser respondido calmadamente con un: «Sé que estás enojada conmigo, y entiendo el porqué estás enojada, pero yo no voy a permitir ese tipo de trato de nadie. ¡Puedes ir a tu habitación en este momento!» Si el niño grita: «Te voy a matar», o «Me voy a matar», le sugiero al padre que consulte a un pediatra o terapeuta de niños competente.

La conferencia de familia

Muchos años atrás, cuando Lyall y yo estábamos a cargo de un gran dormitorio de muchachas, hubo una crisis. Era regla del colegio que todas las niñas, después de algún evento social, se reportaran de regreso a la medianoche. Tampoco se les permitía a las niñas dejar el campo después de una gran celebración de fin de semana a menos que sus padres las escoltaran a la casa. Las reglas eran necesarias por razones obvias.

Las muchachas mayores que vivían en el dormitorio estaban furiosas porque los estudiantes del día no tenían que regirse por las mismas reglas. Las del último año demandaron una reunión conmigo.

Yo les dije: «Muchachas; supongamos que les diga ahora mismo que las reglas han cambiado y que pueden entrar y salir como les plazca, cuando deseen. ¿Les gustaría que sus hermanas menores en este dormitorio tuviesen esa libertad?»

Hubo silencio. La mayoría de ellas tenían hermanas menores. «¡No! ¡Por supuesto que no! Ellas no pueden manejar esta libertad. Necesitan ser supervisadas en todo tiempo».

Las muchachas recapacitaron instantáneamente y dijeron que cooperarían. Esto me pareció muy fácil, y pensé que estarían jugándome una treta. ¿Obedecerían las reglas? Estas muchachas tenían diecisiete y dieciocho años; no era mucho lo que yo podía hacer para detener su desobediencia. No obstante, me maravillé. Después de la confrontación en mi oficina, se enorgullecían de reportarse antes de que el reloj tocara las doce.

En ocasiones, el sostener una conferencia familiar para hablar sobre cosas que nos hacen enojar puede ser muy beneficioso. Nos hacemos un favor a nosotros y a nuestros hijos cuando permitimos una franca discusión sobre nuestras frustraciones. Cuando animamos a todos en la familia a participar en la discusión, los niños aprenden que el enojo es una parte natural de nuestra vida y que está bien hablar sobre nuestros sentimientos.

Cuando los padres sostienen una conferencia familiar, ellos deben escuchar callada y atentamente, tanto con sus oídos como con sus mentes. Cuando los niños están molestos con los padres, puede que ayude el preguntar: «Si tú estuvieses en mi lugar ahora mismo, y tuvieses un niño pequeño o una niña, ¿qué harías en mi lugar?»

Algunos niños son contenciosos

A través de los años he notado que ciertos niños son por naturaleza más argumentadores, y encuentran placer en buscar discusiones. Esto sucede especialmente cuando están aburridos y no tienen nada mejor que hacer. Mi hijo David era un experto en esto. Él se especializaba en molestar a sus hermanas y sabía exactamente cómo provocarlas. Las recompensas eran maravillosas para él: las niñas se ponían furiosas y explotaban. Él miraba a sus víctimas con inocencia y luego preguntaba: «¿Cómo iba a saber que se enojarían tanto por esto?» Era talentoso provocándome a mí también.

Algunos niños son contenciosos de nacimiento. Naturalmente, estos niños demandan y necesitan más de nuestro tiempo y atención. Cuando un niño reacciona continuamente con enojo, saque aparte más tiempo para estar con él. Prepare una cita especial a la semana y salga a tomar un helado, vaya a caminar o haga algo que el niño disfrute especialmente. La meta de la salida es acercarse más y divertirse. Mírelo como una oportunidad de animarlo con palabras amorosas y darle su atención sin distracción; no lo mire como un momento para enfocar sus problemas.

Deje espacio en su itinerario para más interacción a la hora de acostarse. El contar historias es importante, porque hace sentir al niño como alguien especial. A los niños les fascina escuchar historias sobre la niñez de sus padres, juegos que jugaban, a lugares que fueron, y algunos de sus recuerdos favoritos. En ocasiones les ayuda escuchar sobre las experiencias difíciles y dolorosas que sus padres sufrieron. Esto les permite conocer que Mamá y Papá son personas reales que han sentido gozo, tristeza y enojo durante su niñez.

Los niños tienen un radar interior que detecta si sus padres están relajados y enfocándose en ellos. Si ellos sienten amor y atención, lo más probable es que compartan sus problemas y temores. Heather me enseñó esto cuando tenía nueve años. [21]

En ese momento, Lyall y yo vivíamos en el dormitorio de las muchachas que mencioné antes. Él enseñaba en la escuela superior y yo estaba a cargo de las muchachas en el dormitorio. Una noche de invierno, el director del colegio me pidió que estuviésemos de guardia toda la noche, porque había escuchado un rumor de que algunas de las muchachas más jóvenes estaban planeando escaparse del dormitorio. Toda la noche estuve brincando y vigilando de cerca para ver si notaba algo fuera de lo común.

De repente noté que eran las 8:30 de la noche, la hora que siempre pasaba con Heather. Teníamos un ritual para acostarla que era muy importante para ella. Durante el día me era difícil el tener un tiempo privado con Heather porque debía ser «mamá» para numerosas jovencitas también. Así que cada noche teníamos nuestro ritual de tiempo especial juntas.

Bajé corriendo para encontrarme con Heather. Ella estaba lenta y callada de forma extraña esa noche. Yo estaba lo opuesto, muy ocupada y tensa. Seguí pensando en qué forma acostarla y pasar menos tiempo de lo usual haciéndolo.

Los minutos pasaban y Heather no cambiaba su paso lento a pesar de mis insinuaciones. «No tengo mucho tiempo esta noche, Heather, tienes que apurarte». Ella ignoró mis palabras y señales. Mis sentimientos comenzaron a hervir. Al fin se subió a la cama y me pidió que estuviese con ella. Entonces se molestó porque la ropa de cama no estaba estirada.

Yo me levanté, esperando evitar más conversación, con mis oídos alerta tratando de captar algún ruido no familiar que saliera del área principal del dormitorio. Estaba a punto de salir corriendo cuando ella me dijo:

—Mami. Siéntate en mi cama y conversa conmigo —me senté en la cama, rígida y en una posición tensa, lista para salir corriendo, tratando todavía de escuchar los sonidos del dormitorio—. Mami; quiero hablar contigo.

—¿Qué sucede, querida? —le respondí.

—¡Es que... no puedo hablar contigo cuando tú estás *así*!

Traté de relajarme y le dije: —Vamos, querida, ¿qué quieres decirme? Yo esperaba que no hubiese nada importante que discutir, porque necesitaba regresar al dormitorio principal.

—Por favor, acuéstate conmigo en la cama —dijo Heather.

—Oh, está bien —Heather estaba absolutamente en silencio una vez que me acosté, y yo me estaba impacientando mucho—. Si deseas decirme algo, Heather, dímelo. Dímelo ahora.

Nunca se me olvidará lo que ella me dijo a continuación: —Mami, yo no puedo hablar contigo de la forma que estás esta noche. Tú tienes que *acostarte a descansar en tu alma primero.*

En ese momento eché los pensamientos del dormitorio fuera de mi mente y le di a Heather toda mi atención. Mi cuerpo se desplomó. Heather obviamente sintió la diferencia, porque después de eso ella me contó una tremenda carga que había estado llevando todo el día.

—Todos los niños en la clase me molestan porque yo ceceo. Hoy la maestra se burló de mí imitando la forma que yo hablo frente a toda la clase. Entonces me dijo que yo hablaba así porque a mí me gustaba ser una bebé —las lágrimas fluyeron. Heather había sido completamente humillada. Entonces gritó—: ¿Por qué tú y Papá no me dijeron que yo sonaba horrible? ¿Por qué no hicieron algo al respecto? La maestra dice que yo tengo un problema —yo le aseguré que el problema iba a ser solucionado la mañana siguiente.

Fui directamente al director, quien se especializaba en ayudar a niños con problemas vocales. Él con gusto le dio terapia a Heather, y con el tiempo el ceceo se corrigió.

Yo aprendí una gran lección de este incidente. Los niños son muy sensitivos a la forma en que nosotros reaccionamos. No podemos burlar a nuestros hijos sobre la calidad de nuestra atención. La moraleja de la historia es, sus hijos necesitan *sentir* que se les escucha. Cuando usted escuche, acuéstese a descansar primero en su alma.

¿Qué debo hacer?

Me gustaría cerrar este capítulo con algunos consejos para los padres que están agotados por los exabruptos de enojo de sus hijos, sobre qué hacer y qué no hacer. Nadie tiene una respuesta mágica a este problema, pero he aquí un resumen de ideas que son conocidas por ser de ayuda:

Por favor no haga

- Sentirse culpable y condenarse a uno mismo
- Hacer al hijo mayor responsable de mantener su enojo a raya todo el tiempo
- Reaccionar ante un hijo que ha explotado
- Condenar a su hijo por sentirse enojado
- Esperar que su hijo ponga una sonrisa en su rostro cuando está enojado
- Fingir que no hay nada malo cuando su hijo está enojado
- Entrar de repente y castigar al niño por estar enojado, sin saber toda la historia
- Recompensar los ataques de cólera al ceder en la petición
- Preparar a su hijo para una explosión al provocarlo

Por favor haga

- Escuche a sus hijos cuando ellos están enojados
- Déles permiso a sus hijos para sentirse enojados sin que se sientan culpables
- Dígales a sus hijos que ellos tienen el derecho de sentirse enojados, pero que nunca deben hacerle daño a alguien ni a algo cuando estén enojados
- Establezca límites de cuánto tiempo los hijos pueden ventilar su enojo
- Disponga que un hijo enojado pase algún tiempo a solas para calmarse y pensar sobre lo que ha causado el exabrupto
- Pase tiempo con el hijo que ha soltado un golpe, una vez que se haya calmado
- Enséñeles a los hijos que el enojo es parte natural de la vida
- Enséñeles algunas opciones que ellos puedan usar para disipar su enojo
- Enséñeles cómo perdonar
- Ore con sus hijos sobre sus sentimientos en forma positiva y comprensiva
- Abrace a sus hijos una vez que se hayan calmado. Muchos jovencitos se aterran de su propio enojo.[22]

Si fuera a resumir mis pensamientos en este capítulo, diría: «Mamá y Papá, tengan paciencia». El tiempo tiene una forma de desafilar las espadas. Conozco a muchos muchachos que les han gritado y vociferado a sus padres y hermanos cuando eran niños, y hoy en día son buenos amigos de ellos. También conozco otros que aún se enojan con poca razón, pero son más capaces de tratar de comportarse lo mejor posible frente a los demás. En cualquier caso, la vida se vuelve más placentera mientras ellos van creciendo, aun si el «ir creciendo» significa pasados los veinticinco años.

9

Presiones hormonales

La personalidad y las hormonas

En 1983, Niels H. Lauersen, M.D., y Eileen Stukane escribieron un libro titulado *Premenstrual Syndrome and You* (El síndrome premenstrual y usted). Estas palabras aparecieron en la cubierta:

«Más de 5 millones de mujeres están en la ignorancia en cuanto al severo desbalance hormonal que las afecta durante diez días de cada mes. Ellas están atemorizadas por las fluctuaciones violentas de estado de ánimo, depresiones y aumento de peso, y no saben qué lo está causando.»

La profesión médica continúa confirmando el hecho de que la tensión premenstrual causa definitivamente una alteración en la personalidad de la mujer. La tensión comienza gradualmente. Los síntomas aumentan, y continúan progresivamente, acompañados de una sensación de presentimiento de una gran inseguridad. Esto se manifiesta con inquietudes, inhabilidad en la concentración, molestia extrema y no natural con los pequeños detalles, explosiones emotivas irracionales y episodios de llanto sin razón, que parecen anticipar una inminente enfermedad mental. [23]

Con toda la información que ha sido distribuida en los últimos años a través de libros, revistas y televisión, yo hubiera pensado que las mujeres habrían encontrado respuestas con facilidad sobre cómo los cambios hormonales afectan su vida física, sicológica, social y emocional.[24] La realidad es que muchas mujeres no están familiarizadas con esta información y se les ha dicho que sus problemas están en sus cabezas. ¡Esto es pura tontería! Hay una evidencia clara de que el ciclo menstrual puede afectar drásticamente la forma en que ella se siente sobre sí misma, con su esposo, sus hijos, su profesión, su ministerio y demás cosas.

La mayoría de las mujeres tendrán un ciclo menstrual por mes durante cuarenta años de sus vidas. Durante cada mes, dos hormonas de sus ovarios tienen un gran impacto en las emociones de la mujer. El estrógeno domina la etapa preovulatoria, mientras que la progesterona afecta la fase posovulatoria.

Muchas mujeres pueden sufrir cinco cambios en su personalidad dentro de cada ciclo menstrual. A pesar de los síntomas, las experiencias de la mujer pueden variar de un mes a otro. Las fases mensuales tienden a ser cíclicas. Me gustaría diseñar un análisis entre estas fases como si fueran las estaciones del año.

Fase 1: La fase de la primavera

Esta fase comienza con el fluir de la sangre del ciclo menstrual y está dominada por el estrógeno. Durante este tiempo, la mujer se siente despierta y fresca, como la primavera. Nuevas olas de brío salen de su interior. Ella es positiva, confiada, emprendedora, feliz, con energía y buena coordinación. Hay poco que la intimida, y siente que puede lograr casi todo. Su relación con su esposo e hijos es agradable y tranquila. La tensión que sintió antes de su período se desvanece y la vida es un nuevo juego por completo.

Fase 2: La fase del verano

Este es un tiempo del mes pacífico, feliz, afirmativo y creativo. La mujer tiene «ropas cálidas» para su familia y amistades y generalmente está complacida con su vida. Ella se encuentra un poco menos segura que durante la fase de la primavera, pero es capaz de lograr mucho. Su cuerpo se está preparando para liberar un óvulo para la fertilización. El estrógeno continúa dominando.

Fase 3: La fase del medio verano

El medio verano es ese corto período de tiempo durante el cual ocurre la ovulación. El óvulo deja el ovario hacia una posible fertilización. La mujer usualmente se siente eufórica, maternal, pacífica, sensual e integrada. Todo en la vida parece absolutamente maravilloso. Ella ama a su esposo e hijos, los cuales no pueden hacer nada malo. Todos estos sentimientos son influenciados por la producción de la progesterona.

Fase 4: La fase del otoño

Inmediatamente después de la ovulación, la mujer comienza a perder lentamente la energía a medida que entra en la fase del otoño. Ligeras depresiones o desánimo se apoderan de ella, y ya no se siente tan entusiasta frente a la vida como unos días atrás. De repente su esposo e hijos no parecen tan amorosos. La seguridad es algo del pasado y su confianza baja. Generalmente se sospecha que durante las fases del otoño y el invierno, la fluctuación de hormonas es la responsable de un grupo de síntomas desagradables.

Fase 5: La fase del invierno

Llega el invierno alrededor de la cuarta semana del mes menstrual, y muchas mujeres se vuelven brujas. Hay síntomas típicos asociados con esta fase:

Sentimientos no espirituales
Falta de concentración
Lentitud en reaccionar
Pereza
Sueño adicional
Depresiva, cansada
Tensión nerviosa
Irritable
Salvaje
Llorosa
Irrumpe en emociones
Reacciona por nada
Temperamento tenso
Excitación anormal
Actividad maniática
Temperamento crítico
Frenesí recurrente o depresiones catatónicas
Tendencias hipermaniáticas
Dominio propio impedido
Juicio perturbado
Pensamiento confuso
Cambio en comportamiento sexual
Salidas gastadoras

Súbito cambio de comportamiento
Sensación de presentimiento de una inseguridad amenazante
Habla demasiado, o nada en absoluto
Sentimientos de fatiga
Sentimiento de pérdida
Deseo de estar a solas
Melancolía
Descuido
Desconsiderada
Falta de puntualidad
Despreocupada
Recuerdos morbosos
Hipersensitiva
Áspera
Irracional
Odiosa
Gritona
Una alteración de personalidad cíclica
Expresa resentimiento
Expresa hostilidad
Atolondrada
Susceptible
Hipercrítica

Habla entre dientes
Contesta agresivamente
sin razón
Sospechosa
Celosa
Desconfiada
Baja autoestima
Insegura
Ansiosa
Olvidadiza
Temerosa
Súbitos cambios de ánimo
Brote de temperamento
Rígida, no puede relajarse
Inquieta y temblorosa
Pérdida del dominio
propio
Pérdida de la seguridad
Frustración
Agitación
Temor de perder el control
Energía inquieta

Letargo
Llorosa
Peleadora
Sin conocimiento
Errores-accidentes
Impulsiva
Sentimientos opuestos de
la personalidad
Se deprecia a sí misma
Actitudes negativas hacia
sí misma
Actitudes negativas hacia
los demás
Anormalmente hambrienta
Golosinas
Deseo de comida salada
Tolerancia de azúcar
Antojo de comidas
Come compulsivamente
Actitud de «no me toques»
Irritable; siempre que está
con hambre

Afortunadamente, el flujo menstrual se encuentra a unos pocos días de distancia, y la mujer se sentirá muy diferente una vez que éste comience. Sin embargo, algunas mujeres sufren de síntomas corporales como calambres en el estómago, dolores de espalda o dolores de cabeza después de comenzar su período.

Durante la fase del invierno, una esposa puede sentirse muy negativa sobre su esposo y decir cosas como: «Deseo no haberme nunca casado contigo en primer lugar. Odio mi vida.

Pude haber tenido una gran carrera si no me hubiese casado contigo». Su hijo puede verla armar un escándalo simplemente porque él dejó su bicicleta en medio del camino de entrada a la casa, o sus medias en el piso.

¿Qué se supone que piensen estos pobres varones cuando ellos se enfrentan a estas situaciones? Dos semanas antes, ella era cálida, encantadora, y le estaba haciendo sus comidas favoritas. Ahora es áspera, poniendo frente a su boca todo tipo de golosinas, y reaccionando contra ellos por cualquier cosa pequeña que hagan. ¿Quién es esta señora?

¿Puedo hacer una sugerencia? Mujeres, háganse un favor a ustedes mismas. Infórmenle a sus esposos e hijos mayores sobre estas cinco fases, para que ellos puedan saber qué esperar. Es probable que ellos piensen que usted se está volviendo loca una vez al mes, año tras año, si es que no entienden lo que está sucediendo en su cuerpo. Será mucho más fácil para ellos tolerar sus cambios de estado de ánimo si están informados.

El desplome

Durante mi práctica clínica, noté que las mujeres al final de los treinta y principios de los cuarenta años reportan grandes cambios en sus actitudes, sentimientos y salud. Tal parece que escuchaba de continuo la misma historia una y otra vez de decenas de mujeres. No entendía todo lo que escuchaba, pero les creía. No podía imaginarme por qué estas mujeres llenas de energía y funcionales, de repente se sentían letárgicas y sin esperanza. Muchas estaban atemorizadas sobre estos cambios y se sentían sobrecogidas por las simples faenas que habían estado haciendo durante años. Aparentemente no había nada malo físicamente, pero ellas se sentían que tenían que arrastrarse cada día para poder continuar. Algunas se preguntaban si estaban comenzando una menopausia prematura, pero los médicos le decían que no, luego le daban antidepresivos y les decía que vieran a un consejero o siquiatra.

Ahora entendemos mejor sobre las fases emocionales de la vida de una mujer. Los síntomas típicos asociados con cambios hormonales durante los últimos años de los treinta y los primeros años de los cuarenta son:

- Una baja en los niveles de energía, que causan molestias
- Sentirse que se está arrastrando algunos días
- Indiferencia o apatía hacia los sentimientos
- Pérdida de interés o necesidad en el sexo; algunas dicen que es «aburrido»
- Lo que le interesaba antes no parece importarle más
- Aburrida con las obligaciones
- Depresiones suaves no relacionadas al ciclo menstrual
- La indiferencia
- Sensación de presentimientos algunos días
- Sentimientos mórbidos o tristezas algunos días
- Reaccionan exageradamente a molestias pequeñas
- Sensible
- Llorosa
- Sentimientos de locura («Me estoy desmoronando»)
- Dificultad en tomar decisiones pequeñas o grandes
- Lapsos de memoria
- Sentimientos de fracaso
- Sentimientos de no ser necesaria o útil
- Preocupaciones espirituales («Me pregunto si en verdad soy cristiana»)
- Fantasías sobre un verdadero amor aún por suceder
- Interés en novelas románticas e historias de amor
- Compradora compulsiva.
- Pasar demasiado tiempo soñando despierta —fantasías para escapar del presente.

- Sentimientos de recapitulación («Si tan sólo pudiera vivir mi vida de nuevo»)
- Arrepentimiento de decisiones pasadas
- Preocupaciones sobre errores pasados
- Aumento de introspección
- Preocupaciones sobre menopausia prematura

No hace mucho tomé esta lista de síntomas y entrevisté a más de setenta mujeres en el noroeste de los Estados Unidos. Los cinco síntomas que molestaron con más frecuencia a estas mujeres fueron: (1) una baja súbita de energía, (2) irritabilidad poco usual, (3) reaccionar exageradamenten/sensibilidad, (4) leve depresión, y (5) pérdida de interés en actividades de gran valor.

No estaba en su cabeza

Muchos años atrás un esposo de cuarenta y un años buscó consejería en mi oficina referente a la salud de su esposa. Él tenía seis hijos maravillosos y me dijo que su esposa era una persona encantadora. Sin embargo estaba preocupado.

—Tengo dos trabajos para poder traer el alimento para los ocho. Ambos estuvimos de acuerdo en que Margaret no debía trabajar mientras los niños estuviesen pequeños. Aunque mis horas de trabajo son largas, estoy contento con la suerte en mi vida. Margaret parecía sentirse de la misma forma, hasta hace poco.

—¿Usted me quiere decir que tuvo un cambio súbito de actitud? —le pregunté.

—Eso es difícil de responder —contestó él—. Me siento con deseos de decir sí y no a su pregunta.

Seguí indagando: —¿Puede recordar un acontecimiento o crisis que precediera sus cambios?

—Pienso que la primera vez que noté que ella estaba actuando diferente fue el último verano en una reunión familiar. Este es un gran evento el cual Margaret espera con ansias cada año. Es la única ocasión en que toda su familia se reúne.

»El verano pasado parecía contenta en cuanto a la reunión y estuvo tres días seguidos cocinando para la ocasión. Pero, señora Lush, la cosa más curiosa pasó en la reunión. Cuando estábamos todos juntos reunidos para almorzar, de súbito ella explotó con un ataque de ira sobre algo que estaba discutiendo con su hermana favorita. Su crítica siguió y siguió. Yo estaba sorprendido porque nunca la había visto actuar así. El incidente arruinó la fiesta para Margaret, y ella se sintió totalmente humillada por su tipo de reacción. Ella y su hermana luego conversaron y arreglaron las cosas entre ellas.

»Eso fue hace casi un año. Desde entonces ella parece estar indiferente, con poca energía o interés en las cosas que la rodean. Llora mucho y dice que nadie la necesita. Pero, señora Lush, eso no es verdad. Es el centro de nuestra familia, y todos la queremos mucho.

»Margaret era asidua a visitar ventas de garaje y mercado de menudeo. Hacía trabajos hermosos y disfrutaba ser creativa en la cocina. Ahora, tal parece que no le importa hacer nada. Por favor, señora. Lush, dígame cómo la puedo ayudar a Margaret.

Nunca he olvidado este honesto ruego pidiendo ayuda. Una semana después me reuní con Margaret, y su historia era una réplica de la de su esposo. Me pregunté si el incidente de la comida le estaba causando su desánimo, pero concluí que no era tan simple. Había más en el cuadro de lo que podía ver. Yo me sentía desafiada a investigar. Algo estaba sucediendo que no entendía.

Después de este caso, observé y escuché a mujeres a finales de sus treinta años y principios de los cuarenta de una forma diferente. Después de muchos años de investigación clínica, comencé a promover mis descubrimientos con el doctor James Dobson. Su programa de radio, «Enfoque a la familia», fue invadido con respuestas de los radioescuchas, y las llamadas telefónicas y cartas continúan llegando.

Una mujer llamó de la costa este después de escuchar el programa. De forma muy alterada ella dijo:

—Acabo de escuchar su programa, y su descripción encaja con mi persona. Hay ocasiones cuando la vida parece insoportable. Me siento como si tuviese días de locura. ¡Hay mañanas en que despierto y me siento como si estuviese perdiendo mi mente!

Cuando ella me dijo que tenía cuarenta y tres años, pensé: «Con razón». Le dije que había escuchado esto de muchas otras mujeres a principio de los cuarenta años y traté de ofrecerle ánimo.

Sé lo que está pasando, y usted no está loca. Su cuerpo está sufriendo algunos cambios y está influenciando su mente para hacerle pensar que se está volviendo loca. Comprendo que los sentimientos de temor son muy reales y no son fantasías locas. Estos ataques de pánico pueden estar asociados muy de cerca con fluctuaciones hormonales que ocurren en las mujeres a finales de los treinta y principios de los cuarenta años.

—¡Oh! —ella exclamó—. ¿Usted quiere decir que mi cuerpo está enviándome estas ideas locas a mi mente, y mi mente realmente no está loca?»

—Sí, es cierto —le contesté.

—Bueno, esa es la mejor noticia que he escuchado en meses. ¡Puedo vivir con eso mucho mejor que pensar que estoy perdiendo la cordura!

Le aseguré que si ese fuese el caso, cientos de otras mujeres que me llaman se estarían volviendo locas también. Para más información, vea mi libro *Emotional Phases of a Woman's Life* (Fases emocionales en la vida de una mujer). Este libro explora las diferentes fases de la vida de la mujer, examina los cambios hormonales que en ocasiones parecen gobernar el cuerpo y la mente. A medida que se trata cada fase, se ofrece esperanza y ayuda a aquellas que se sienten víctimas de sus hormonas.

Desafíos después del parto

La llegada de un nuevo bebé ha sido anunciada. Este no es un bebé ordinario; es mi primer bisnieto. Le dije a mi nieta: «Confío que tengas gemelos, pero si no es así, tienes que tener otro bebé enseguida, porque este bebé le pertenece a toda la familia. Usted sabe lo que le dicen a las madres de la realeza: «El primero es el heredero... el segundo es el de repuesto... el tercero es el tuyo». Mi hijo, que sería el «tío abuelo» del bebé, dijo: «Mamá; este es un evento internacional para nuestra familia. Después de la muerte de nuestro amado Papá, todos necesitamos a este bebé».

Este bebé, a sólo unos meses de haber sido concebido, ha creado todo tipo de emociones. Mi nieta y su esposo están extasiados, y cada uno en la familia está diciendo: «No soportamos el suspenso». Todos los planes de las vacaciones que se habían hecho cercanos al mes de la llegada del bebé se cancelaron. El padre del bebé, un médico, ha planeado un corto receso de su trabajo en el hospital. Se me dijo: «Nana, asegúrate de que no tengas ningún compromiso de conferencia para el mes que doy a luz».

Obviamente, este bebé va a estar bañado en amor y afecto, y mi nieta tendrá más apoyo que las nuevas madres promedio. Pero, ¿podrá escapar ella a las tristezas típicas que siguen al alumbramiento? No. Ni siquiera su gozo o el apoyo de la bienvenida de su familia pueden eliminar la posibilidad de cambios de estado de ánimo. ¿Por qué? Porque ella es mujer y sus hormonas, en ocasiones, dominarán.

Aquellos que han investigado los desórdenes de estado de ánimo después del parto nos dicen que hasta 80% de las mujeres pueden experimentar cambios de estado de ánimo después de dar a luz. Esto puede variar desde suaves sentimientos de tristeza e irritabilidad hasta síntomas discapacitantes de depresión y sicosis.[25] Los médicos expertos identifican cuatro niveles diferentes de perturbación de estado de ánimo. Las tristezas después del parto afecta al menos a la mitad de las mujeres que dan a luz. La mayoría de las personas se refieren a esto como «las tristezas del bebé». Aparecen dentro de la primera semana después de dar a luz y usualmente duran unos días. La causa de esta depresión no se entiende completamente, pero algunos endrocrinólogos sugieren que está relacionada a la profunda baja en los niveles de progesterona inmediatamente después del parto. Darle el pecho al bebé puede ser beneficioso. La descarga de hormonas maternales durante el amamantamiento parece tener un efecto apaciguador en la madre.

La tristeza de parto debe ser distinguida de una condición más seria llamada depresión del posparto, la cual puede durar un año o más. Aproximadamente de 10% a 20% de las madres experimentan este desorden en los primeros tres meses después de dar a luz. La depresión posparto se caracteriza por interrupción del apetito, insomnio, inhabilidad para concentrarse, pensamientos suicidas y un golpe a la autoestima. Esta depresión puede ocurrir de improviso, sin aviso, o puede ser asociada con otras tensiones de la vida. Sin embargo, en algunos casos no hay causa externa aparente para la depresión. En ocasiones los doctores prescribirán antidepresivos o tranquilizantes suaves para ayudar a la mamá a funcionar. Usualmente los síntomas pasan en unos cuantos meses (ya sea con el uso de medicamentos o sin ellos).[26]

Los desórdenes en la ansiedad del posparto se caracterizan por largos períodos de sentimientos de ansiedad, tensión e inquietud. Otros síntomas incluyen dificultades para quedarse dormida, sudores, sonrojarse, mareos, palpitaciones, tensión muscular, así como un sentido de presentimiento de preocupación. Aunque esto raramente ocurre, en una sicosis de posparto la madre pierde el sentido de la realidad.

Los reportes de severas perturbaciones de posparto son más comunes en años recientes que cuando comencé a dar consejería. No puedo evitar el preguntarme si las madres jóvenes están presionadas por nuestra cultura al sentir que deben regresar demasiado pronto a una rutina normal, incluyendo el arduo trabajo.

Cuando estaba creciendo, era costumbre ir a la casa de la mamá o de un familiar a pasar un período de recuperación. Nunca se esperaba que reasumiéramos de inmediato nuestras actividades normales. Éramos mimadas, consentidas y se nos permitía sentirnos especiales.

No veo que esto esté sucediendo con frecuencia hoy en día. Las madres jóvenes se enorgullecen diciendo lo rápido que regresan al trabajo. Yo escucho: «Tuve a mi bebé el viernes y fui a la iglesia el próximo domingo en la mañana», o: «Estaba de regreso en el trabajo tres semanas después del parto». No entiendo cómo algunas personas ven la importancia de esto. El bebé apenas ha tenido tiempo de acostumbrarse y aprender a alimentarse del pecho de su madre.

El nacimiento de un hijo es algo más que un simple caso biológico; nos trae a una nueva fase de desarrollo en la vida de la mujer. Tuve la sensación de que estaba haciendo historia con el nacimiento de cada hijo. Pienso que es absolutamente natural experimentar la caída después de haber estado tan alto por meses, anticipando el nacimiento del bebé.

La doctora Julia Sherman sugiere que podemos minimizar las reacciones de posparto planeando por adelantado la ayuda y el descanso que necesitaremos. El doctor Michael O'Hara y la doctora Jane Engeldinger ofrecen diez sugerencias que pueden ayudar a anticipar las tensiones emocionales después de un parto.[27]

- Recuerde que las tristezas posparto son normales, y pueden reflejar los efectos de agotamiento y alivio de tensiones acumuladas en el parto, o el ajuste inicial de funcionar con las demandas de un recién nacido.

- El tener un bebé es una responsabilidad que debe ser compartida. Las mujeres cuyos esposos las apoyan y las ayudan físicamente son menos propensas a sufrir depresión después del parto.

- Busque ayuda y consejo de mujeres con más experiencia en el cuidado de niños y así reducir la preocupación excesiva o innecesaria sobre cosas de rutina. Encuentre una confidente con la cual pueda compartir sus preocupaciones y asuntos. Confíe en su pareja también.

- Aprenda a decir «¡NO!» y proteja su tiempo. El tiempo necesario para cuidar de un recién nacido es siempre mayor que el esperado.

- Siempre que sea posible, evite cambios de vida mayores como una mudanza, cambios de trabajo, o asumir el cuidado de familiares.

- Obtenga suficiente descanso. El no poder dormir bien puede tener un efecto devastador en el estado de ánimo y la habilidad de manejar la situación. El cónyuge debiera cuidar al infante siempre que sea posible, a fin de permitir a la madre un descanso.

- Aprenda a ajustar su nivel de actividades (tiempo con el cónyuge y otros hijos, cuidado de la casa, tiempo en el trabajo). El tratar de mantener el mismo nivel de trabajo en todas las actividades además del cuidado de un recién nacido puede llevarla a un estado de fatiga y frustración.

- Evite el aislamiento después del nacimiento. Haga arreglos para tener tiempo personal para ejercicios, salir de compras, visitar amistades o sencillamente descansar.

- Haga arreglos con un pediatra antes del parto para que el consejo médico esté disponible.

- Averigüe a quien puede contactar si está teniendo problemas emocionales después del parto. Llame a esta persona cuando sea necesario. Usualmente su ginecólogo o médico de familia debiera estar disponible para consultar. Otros recursos pueden ser un consejero, un grupo de apoyo local de posparto o profesionales de salud mental.

Mi hija Heather, recibió un entrenamiento como partera en Nueva Zelandia después de completar su Bachillerato como enfermera. Aun con todo su conocimiento sobre los bebés y sobre sicología, recuerdo claramente su llamada telefónica de emergencia a mi oficina cuando su bebé iba a cumplir siete días. Ella me gritó: «¡Mamá, ven corriendo para mi casa, *ahora*!» Yo salí como una bala de mi oficina, dejando atrás todas mis citas para ser canceladas. No podía imaginar qué había podido causar tal histeria. Cuando llegué a su casa, ella estaba llorando y gritó entre lágrimas: «¡Mamá, ¿puedo dejarte este bebé?» Ella había caído en depresión y simplemente no podía continuar. Me necesitaba, y usted puede estar seguro de que me quedé con ella hasta que pasó esa etapa. Unos días después había vuelto a la normalidad. Este tipo de experiencias que ocurren después de dar a luz son reportadas por mujeres alrededor del mundo. También son mencionadas por quienes han tenido sus trompas ligadas.

El impacto de ligarse las trompas

La esterilización de las llamadas Trompas de Falopio es una de las operaciones quirúrgicas que se hacen más frecuentemente. Para las mujeres cuyas familias están completas, es el método anticonceptivo más común. Un número creciente de mujeres jóvenes está pidiendo esta operación.[28]

Algunas mujeres se sienten presionadas hacia la operación. Ellas dan su consentimiento aunque desearían no hacerlo. He conocido de muchos casos donde los esposos empujan a sus esposas a ligarse las trompas porque no querían ser los responsables del control de la natalidad o la carga financiera de otro hijo. En ocasiones, su matrimonio estaba en problema y uno o ambos se sentían inseguros sobre el futuro. Bajo la presión del momento, cortar las trompas parecía lo adecuado. Si un divorcio y otro matrimonio sucedía, entonces las esposas quedaban incapacitadas para tener hijos con sus nuevos cónyuges. Esto las llevó a profundos sentimientos de culpa y arrepentimiento. He conocido a muchas mujeres que lloraron por años el haberse robado la oportunidad de tener más hijos. Otras no pueden aceptar esa pérdida porque su habilidad de procrear era la parte más importante de su identidad femenina.[29]

Hay las que se quejan de cambios abruptos en su ciclo menstrual después de la esterilización. Ellas dicen que sus doctores no las toman en serio, arguyendo que hay falta de investigación en esta área.

Incluso la comunidad médica confirma la posibilidad de efectos contrarios en la esterilización en lo referente a la menstruación. Ha sido reportado que el incidente de perturbaciones menstruales seguido a la ligadura de las trompas varía entre 25% a 60%.[30]

Sugiero que mucha de la tensión es generada por los cambios fisiológicos que siguen a la cirugía. Las mujeres no debieran ser desestimadas tan a la ligera cuando se quejan. También aconsejo a las mujeres que hablen con un experto antes de tomar una decisión final en cuanto a la esterilización. Recuerdo a una mujer joven con seis hijos. Su doctor le recomendó la esterilización permanente porque ella concebía con facilidad, aun bajo el uso de pastillas anticonceptivas. Sabiendo que la familia estaba bajo una gran tensión financiera, no le cobró por sus servicios. Ella estaba profundamente agradecida por el procedimiento y aliviada de que ella no tendría más hijos. Sin embargo, se deprimió por varios meses después de la cirugía.

Puede que haya una explicación física para esto. Las investigaciones médicas no son concluyentes sobre el tema, pero hay algunos expertos que se atreven a especular. El doctor Penny Wise Budoff dice que la ligadura de trompas puede interferir con el suministro de sangre a los ovarios y esto llevar a una producción anormal de hormonas. Un ovario privado de sangre puede que no funcione perfectamente, o su producción hormonal puede disminuir, haciendo de la ovulación algo irregular.[31] La doctora Katharina Dalton sugiere que los ovarios producen menos progesterona después de una operación de este tipo.[32]

Algunos médicos dicen que no ha sido probado científicamente que la ligación de trompas esté ligada con la depresión. Numerosas mujeres me han contado que sus doctores les dicen que su depresión ha sido «todo mental», o por haberse arrepentido de la operación. No me conformo con estas simples respuestas; no puedo evitar pensar que hay una conexión biológica. Sin embargo, sabemos que los cambios después del parto y la esterilización parecen poner a las mujeres bajo tensión y esfuerzo.

10

Menopausia

La menopausia es un tiempo de altos y bajos y otros síntomas que molestan y pueden dejarla sorprendida, enojada, tensa y deprimida.

Cuando yo era joven escuché historias horribles de otras muchachas sobre el temido «cambio de vida». Tales cosas me molestaban, así que le pregunté a Mamá si las historias eran verdaderas.

«¿Quién te ha dicho esas historias tontas?», me respondió. «Tú eres muy joven para tener ideas como esas en la cabeza. Yo nunca escuché tales cosas hasta después de haberme casado».

Por algún motivo, muchos adultos en mis días dejaban muchas cosas sin decir, creando misterios en mi mente sobre ciertos temas. Aprendí muy rápido a no hacer ciertas preguntas, si es que no deseaba que se me llamara la atención.

Es interesante cuán diferente mira la sociedad la menopausia hoy en día, comparado a como se veía a principios del siglo. Helene Deutsch, una sicoanalista famosa de los primeros años del 1900, escribió dos volúmenes sobre el sicoanálisis de las mujeres. Ella pintó una imagen monótona de la media-vida: «Cuando la expulsión del óvulo del ovario cesa, la mujer ha concluido su existencia como portadora de un nuevo futuro y ha alcanzado su final natural; su muerte parcial como sierva de la especie cesa. Ella lucha ahora en contra del declive. Siente el toque fatal de la misma muerte».[33]

Deutsch miraba la menopausia como un tiempo de funciones en declive, desencantos y mortificación. Después de la menopausia, dijo, «la actividad de la mujer fuera de su hogar es solamente una protesta y compensación en contra del declive que ella siente por dentro».[34]

Años más tarde escuchamos una perspectiva completamente diferente de Therese Benedek, la cual publicaría uno de los mejores libros del mundo sobre las funciones sicosexuales de las mujeres. Ella ve la menopausia como una gran fase de desarrollo mental que lleva a la mujer hacia el momento culminante de su vida. Benedek dice: [35]

> «Los cambios sicológicos internos estimularán los procesos sicológicos que ahora capacitarán a las mujeres para dominar nuevas cosas. Ochenta y cinco por ciento de todas las mujeres pasan por la menopausia sin interrumpir sus rutinas diarias. Una vez libres del ciclo reproductivo, el cuerpo tiene nuevas energías para dedicarse a nuevas tareas. Esto resulta en una personalidad más balanceada, la cual encuentra nuevas metas para su energía síquica, y descarga nuevos ímpetus para aprender».

Benedek no está sola en sus observaciones. Otros en este campo también están proponiendo que las mujeres después de la menopausia experimentan una especie de nuevo nacimiento.[36] He encontrado que esto es cierto en mi vida; sin embargo, el atravesar la menopausia y continuar con el «nuevo nacimiento» no me fue fácil.

La única forma es atravesarlo

Cuando era una joven adolescente, mis padres hicieron un largo viaje por mar hasta Norteamérica. Papá iba a recibir el reconocimiento de Carnegie Trust Fellowship de ese país y tendría la oportunidad de estudiar los métodos de educación agronómica norteamericana. La salud de mi mamá había estado débil, y papá deseaba que ella lo acompañase durante los seis meses del viaje.

Durante el largo viaje por mar mi mamá nunca tuvo un período menstrual regular. Esto causó un poco de alarma, y tan pronto llegaron a tierra ella visitó un doctor estadounidense, el cual le informó que había pasado de repente por la menopausia. Ella estaba en excelente salud. Mamá pasó un tiempo maravilloso en los Estados Unidos y regresó a casa como una mujer cambiada. Después de la menopausia ella nunca más sufrió los ataques de asma, los cuales la habían atormentado durante años.

Todas las historias de horror que había almacenado durante mi niñez fueron desechadas cuando escuché la experiencia de Mamá. Yo esperaba pasar por la menopausia de la misma forma. Desafortunadamente, las cosas no salieron así.

Mamá pasó por la menopausia a principio de los cuarenta años. Yo lo hice a principio de los cincuenta, y créame, me puse rara. Estaba extremadamente deprimida, obsesionada con las preocupaciones sobre mis hijos; carecía de todo juicio razonable sobre sus vidas. Interferí demasiado y fui una molestia total.

Mi hijo David, recién graduado en medicina, finalmente me arrastró hasta la oficina de un doctor familiar de mucha experiencia para que él me hiciera un examen. Él descubrió que mi nivel de estrógeno casi no existía y trató el desbalance. Me quedé sorprendida por los cambios milagrosos que ocurrieron. Continué el tratamiento por un año, y la profunda depresión, los juicios absurdos y los pensamientos obsesivos nunca regresaron.

Para la mayoría de las mujeres el viaje a través de la menopausia no es fácil. Recuerdo uno de mis viajes por la costa este norteamericana. A menudo vuelo sobre las Montañas Rocosas para hablar en conferencias en el este de Estados

Unidos. Uno de los viajes fue extremadamente violento. Mientras el avión subía y bajaba mi rostro palideció y surgieron mis ansiedades. Había estado en vuelos violentos antes, pero estos brincos en el avión no eran los usuales. Sentía como si el avión estuviese en un momento volando hacia la luna, y de repente perdiera el control y se precipitara hacia la tierra al minuto siguiente. No podía contener mis temores y llamé a la azafata.

La azafata me aseguró que no había nada malo con el avión. «Debido a las montañas, siempre se espera un vuelo difícil en esta área en particular. Estamos experimentando ráfagas bajas de aire, pero no hay peligro alguno. Dentro de poco las turbulencias cesarán y volveremos a tener un vuelo agradable nuevamente».

Sus palabras me trajeron paz. Las turbulencias eran de esperarse, no estábamos fuera de control, y no había peligro. Así es el viaje a través de la menopausia.

Miles de mujeres necesitan información básica sobre la conexión entre sus mentes y cuerpos. Veamos los hechos.

Durante los años de fertilidad femenina, la producción de hormonas de los ovarios se mantiene en un nivel alto. Hacia la mitad de la vida los ovarios se vuelven menos activos a medida que la producción de hormonas merma, y la concepción se vuelve menos probable. Los ciclos menstruales se vuelven menos marcados y más irregulares. Finalmente, la menstruación cesa por completo. Este retiro gradual de las hormonas del ovario se conoce como menopausia.[37]

Los años reproductivos son, aproximadamente, entre los trece y los cincuenta y tres años. Ahora sabemos que hay cambios hormonales lentos que comienzan a mediados de los treinta, cuando la producción hormonal está en su nivel máximo. Un experto bien conocido sobre esta materia, la doctora Penny Wise Budoff, dice: «Hay una fase transitoria cuando la función de los ovarios y la producción hormonal está en descenso. El declive de la función de los ovarios toma años».[38]

Las fases de la menopausia

A menudo se me hace la pregunta: «¿Piensa que la menopausia ocurre en etapas?» Mi respuesta es un fuerte «tal vez», pero tengo que dejar espacio para el hecho de que las mujeres son todas muy diferentes.

Durante la larga transición y lento declive de la producción hormonal hay un período marcado entre las edades de treinta y ocho, y cuarenta y tres, que es cuando las mujeres experimentan cambios definitivos. Me refiero a esto como la fase de indisposición, la cual es el principio del comienzo hacia la cuenta final de los años reproductivos.

Siguiendo esta fase, muchas mujeres, aunque no todas, reportan mejorías y dicen que se sienten mejor. Luego viene una fase que los doctores describen como principio de menopausia. Los síntomas en esta fase pueden aparecer en cualquier momento durante los cuarenta y pueden variar de una mujer a otra. Estos son los síntomas que se reportan durante el principio de la menopausia:

Períodos menstruales irregulares

Variación de intervalos entre los períodos

Aumento o disminución de flujo

Abundancia ocasional

Alteración en el sistema endocrino

Variación en la duración del ciclo

Juicio pobre

Cambios marcados de estado de ánimo

Severos síntomas de SPM

Calores repentinos

Obsesiones con ciertas personas

Fatiga

Dolor de cabeza

Irritabilidad

Dependencia emocional hacia el médico

Depresiones inexplicables

Después que la mujer pasa a través de la indisposición y los principios de la menopausia, es llevada hacia el tiempo de la vida cuando su sistema reproductivo se cierra por completo. Esto es lo que los médicos llaman *menopausia*. Las emociones fluctuantes son la norma durante esta fase y puede ocurrir después del tiempo que cesa la menstruación. A continuación encontrará algunos de los síntomas de la menopausia.

Síntomas emocionales de la menopausia

Un sinnúmero de cambios en el estado de ánimo
Temor a perder el atractivo
Adicción a la comida
Falta de seguridad emocional
Preocupación con el cuerpo
Frustración
Sensación de escalofríos
Miedo a envejecer
Disminución en la capacidad de amar
Pérdida del sentido de unidad
Tensión por preocupaciones familiares
Perfeccionismo
Obsesión con los problemas de los hijos
Un sentido fluctuante sobre el bienestar
Pérdida de objetividad
Juicio pobre
Autoestima baja
Sentido de futilidad
Agresividad y hostilidad
Desbalance mental
Dolor de cabeza
Tensiones
Pérdida de interés
Temor a lo desconocido
Dependencia
Reaparición de antiguos resentimientos
Respuestas no apropiadas
Depresión
Actitudes negativas
Irritabilidad
Nerviosismo
Melancolía
Sentimientos de sofocación
Reacciones no placenteras
Inquietudes
Pérdida de energía

Sentimientos de tristeza o pérdida
Retraimiento
Insatisfacción
Fácilmente ofendible
Criticona/perfeccionista
Ansiosa por quietud o descanso
Autoincrimintoria

Arranques de llanto
Sobreestimación de trivialidades
Comportamiento regresivo
Egoísmo
Narcisismo
Frigidez
Falta de concentración

Síntomas físicos de la menopausia

Fatiga excesiva
Falta de aire
Vértigo
Mareos
Estreñimiento
Diarrea
Dolor en los senos
Flujo fuerte
Calores repentinos
Insomnio
Falta de energía
Atrofia de los tejidos genitales y del pecho
Encogimiento del útero y la vagina
Adelgazamiento de los tejidos mucosos de la vagina, aumento de infecciones
Calambres en las extremidades
Acto sexual doloroso
Pérdida del cabello

Debilidad y rigidez muscular
Debilitamiento de los huesos por causa de la osteoporosis
Artritis atrófica
Aumento del colesterol
Hipertensión
Pérdida del estrógeno que interrumpe todo el sistema
Diabetes
Interrupción de los sistemas digestivos y vasculares
Dolor de cabeza
Sensación de escalofrío
Sudores nocturnos
Palpitaciones del corazón
Aumento de peso
Tensión premenstrual severa
Adicción a la comida

Algunos datos sobre la menopausia[39]

En nuestro país hoy en día tenemos más de 40 millones de mujeres que han transitado a salvo la transición de premenopausia a posmenopausia. Puede que usted esté interesada en algunas estadísticas que he recogido sobre la menopausia.

La edad promedio del cese de la función menstrual es de 52 años. Alrededor de 30% de las mujeres habrán pasado la menopausia para cuando alcancen los 45, mientras que 98% habrá tenido la menopausia para cuando alcancen los 55.[40]

Se estima que de 75% a 80% de las mujeres desarrollarán síntomas causados por la falta de estrógeno.

La premenopausia puede comenzar tan temprano como a los 35 o demorarse hasta los 60. El promedio es entre los 45 y 55. Las mujeres cuyas menstruaciones se detienen antes de los 45 años de edad se dice que tienen menopausia prematura.

Varía mucho por persona el poder decir cuándo comienza la premenopausia, así como también el espacio de tiempo que toma para que la transición sea completa. Sin embargo, hay algunos factores que pueden indicar si usted tendrá una menopausia temprana o una tardía.

Algunas fuentes dicen que no hay conexión entre cuando la mujer comienza su menstruación y cuando termina. Sin embargo, Katharina Dalton, en su libro *Once a Month* (Una vez al mes), afirma que sí. Ella dice que aquellas mujeres que comenzaron su menstruación temprano tienden a terminar tarde, y aquellas que comenzaron tarde tienden a terminar temprano.[41]

Las mujeres que han tenido una vida baja en su producción de estrógeno, dice la doctora Dalton, «tienen tendencia a terminar la menstruación antes del promedio. Por otro lado, las que sufren de SPM usualmente terminan después de los 50 años de edad».[42]

Puede que haya algunos factores genéticos involucrados también. Una familia de mujeres —madre, hija, hermana, tía— puede que terminen todas su ciclo menstrual temprano o tarde. Esto no es usual. Sin embargo, he encontrado que usted no puede contar con similitudes entre los miembros de una misma familia.

De acuerdo a la doctora Dalton, una encuesta de mujeres posmenopáusicas de cuarenta y ocho a cuarenta y nueve años de edad mostró que un alto porcentaje eran fumadoras. Esto sugiere que las fumadoras pueden estar inclinadas a una menopausia temprana.[43]

Básicamente, el efecto de la pérdida de estrógeno depende mayormente de su propia resistencia genética a envejecer, su salud en general, la calidad de dieta y la actividad.

Síntomas físicos de la menopausia

Ahora es tiempo de dar un buen vistazo a algunos de los síntomas físicos asociados con la menopausia.

Ciclos menstruales erráticos

Una mujer puede experimentar un final muy gradual, donde los períodos son regulares pero duran menos días. Otra mujer puede quejarse de períodos erráticos, no teniendo uno ocasionalmente y luego gradualmente perdiendo más y más. Para algunas mujeres, como mi mamá, puede que ocurra un cese repentino de la menstruación.

Calores repentinos o sofocos

Hay sensaciones de calor comenzando usualmente de la cintura y moviéndose hacia la cabeza. Por fuera, la piel puede sonrojarse y pueden aparecer gotas de sudor. Junto con el calor, la mujer puede sentir una agitación en el pecho o palpitaciones, temor o ataques de ansiedad. El calor puede durar tan sólo unos minutos, y pueden variar desde una o dos veces a la semana hasta cien al día. Esta es una de las quejas más comunes de las mujeres con premenopausia, y a menudo es la fuente de muchas molestias.

Los episodios de calor ocurren frecuentemente de noche. La corriente de calor es incómoda, y la mujer se despierta y se encuentra completamente húmeda. A este fenómeno se le llama *sudor nocturno*.

Insomnio y cansancio consecuente

Esta es una queja común también, y puede suceder como consecuencia de noches sin dormir por causa de los calores repentinos u otro problema premenstrual, incluyendo los disturbios emocionales.

Resequedad vaginal

La resequedad y la atrofia de los tejidos genitales puede deberse a la falta de estrógeno. Esto puede producir *vaginitis*, picazón, irritación del área vaginal, dolor, frecuencia urinaria y dolor durante el acto sexual. Estos síntomas pueden causar una pérdida del interés en el sexo.

Cambios de la vejiga

La vejiga y la abertura de la misma se vuelven más finas. Esto causa que la descarga no se realice en forma apropiada, lo que puede llegar a producir cistitis (infección del conducto urinario) e incontinencia. El músculo que sostiene la orina puede debilitarse y un simple estornudo o un acceso de tos suelta un flujo inesperado de orina.

Pérdida de tejidos de grasa y de la tonicidad muscular

Esto puede producir un colapso de las paredes vaginales. Ocasionalmente las mujeres terminan con un útero prolapsado, el cual puede requerir una reparación quirúrgica.

Piel seca

La piel a menudo se vuelve seca, pálida y fina, perdiendo su elasticidad, lo cual contribuye a arrugarse, especialmente alrededor de los ojos, la boca y el cuello.

Cambios en los senos

El seno puede caerse por la pérdida de células de grasa y la tonicidad de los músculos.

Sensación poco usual de la piel

Un síntoma raro que parece ser reportado por las mujeres que están en la premenopausia es una sensación como de erizamiento en la piel. En una carta que recibí recientemente, la esposa de un pastor compartió conmigo una historia sobre una amiga, cuya gata está siendo tratada por deficiencia hormonal porque se le habían extirpado los ovarios muy joven.«La gata tiraba de su piel con los dientes, pensando que algo estaba subiendo por ella», me escribe. «¡La gata tiene que tomar hormonas! Quizás yo deba ir a un veterinario para mi condición en el cuero cabelludo!» Es triste pensar que los felinos en ocasiones reciban más atención y mejor tratamiento que las mujeres.

Otros síntomas

A menudo los mareos, el aumento de peso, la inflamación y las perturbaciones gastrointestinales — tales como estreñimiento y diarrea— están relacionados con la deficiencia de estrógeno.

Deficiencia de calcio

Los bajos o fluctuantes niveles de calcio pueden ocasionar osteoporosis y dolores artríticos en los huesos. Las mujeres en su premenopausia a menudo se quejan de rigidez en las coyunturas y calambres en las piernas. Estos dolores pueden ser causados por falta de calcio.

Más sobre la osteoporosis

La deficiencia de estrógeno ha sido relacionada con una enfermedad de los huesos que es progresiva y seria, llamada osteoporosis. Últimamente se ha escrito mucho sobre la osteoporosis. Hoy en día una teoría muy aceptada es que el deterioro de los huesos que se aprecia en las mujeres posmenopáusicas que rondan los setenta años es producido por falta de estrógeno.

Investigadores recientes presienten que los problemas como la espina acortada, deformada y desalineada, la «curvatura dorsal» o la curvatura en la parte superior de la espina, así como los huesos frágiles que llevan a fracturas frecuentes, a menudo puede ser disminuido con la administración de estrógeno.

Los síntomas varían

De nuevo, no todo el mundo atraviesa la premenopausia de la misma forma. La doctora Penny Wise Budoff, en su libro

No More Menstrual Cramps and Other Good News (No más calambres menstruales y otras buenas noticias) nos dice:

> «Hay una marcada variación individual en la cantidad y proporción de las hormonas restantes que los ovarios producen, como también en el lapso total de tiempo en que esto ocurre. Es por esto que algunas mujeres tienen síntomas severos, mientras otras se quejan poco.
>
> »Las mujeres con más grasa tienden a convertir más androstendiona en estrógeno y tienen menos síntomas. Puede ser que algunas mujeres nunca manifiesten síntomas físicos; puede que ellas produzcan hormonas a través de un período de tiempo mayor y tengan por ello un descenso más lento de todo el proceso.»[44]

Demos un vistazo a los trastornos emocionales que a menudo acompañan los niveles hormonales fluctuantes en las mujeres con premenopausia.

Poniéndose mayor: poniéndose mejor

Desafortunadamente, la premenopausia coincide directamente o sigue a los males de la edad media. Aceptémoslo: la menopausia no podría pasar en un momento más inoportuno. Desafortunadamente, en muchas mujeres los sentimientos sobre la menopausia no son alegres. Quizás no han podido dejar ir los sueños de la juventud, o no han podido dejar de lado la edad mediana. No importa la causa, ellas llegan a la premenopausia con incertidumbres, inseguras de su papel y temerosas del futuro.

Paula, una mujer de 55 años de edad, casada durante veinticinco años, con cuatro hijos, un buen día decidió huir de la casa con un hombre quince años más joven. «Se había vuelto paulatinamente más inquieta», me dijo su esposo. «Debí haber visto venir el problema cuando comenzó a vestirse diferente. Comenzó a usar más maquillaje, a vestirse como una muchacha adolescente en vez de una mujer. Entonces, un día sencillamente anunció que se marchaba. Me dijo que yo era muy mayor para ella, y que este joven la hacía sentirse joven de nuevo».

Paula estaba tratando de luchar por su juventud. Un día despertará y encontrará que la edad ha ganado la batalla después de todo. Nunca he podido entender esta obsesión de retener la juventud.

En realidad, la sociedad recientemente se ha estado entreteniendo con la noción de que las personas mayores pueden ser hermosas. Se le ha dado mucha atención a mujeres glamorosas mayores de cuarenta años —mujeres como Linda Evans, Jane Fonda, Joan Collins, y *Las muchachas de oro* de los programas de televisión semanales. En cierta forma, esto es bueno. Vemos modelos a seguir y una afirmación positiva de personas mayores logrando y manteniendo el éxito.

Sin embargo, la nueva visión de lo que una mujer mayor de cuarenta años puede llegar a ser, crea algunos problemas. Estas mujeres mayores de la televisión hacen alarde de su buena presencia, atracción sexual, y del hecho de que tienen más de cuarenta años y aún están maravillosas. Estas mujeres, según se proyectan para ser vista por todos, son ricas y hermosas, adoradas por los hombres de todas las edades, no tienen calores repentinos, depresiones, súbitos cambios de ánimo o episodios de llantos, y lucen maravillosamente en control de sus vidas y sus hombres.

Sin embargo, como en la TV, hay muchas mujeres que han atravesado con éxito a través de los males de la edad mediana. Ellas están revitalizadas, nacidas de nuevo y listas para continuar con metas nuevas. En realidad, buscan la oportunidad de ser mayores y lucir perfectamente felices mientras observan acentuarse su pelo gris y sus arrugas. Hay una chispa en sus ojos mientras los hijos de sus hijos las llaman «Abuela».

No obstante, para cada mujer que envejece feliz y agradecida, hay media docena que lamenta cada cumpleaños que pasa después de los cuarenta. Ellas sacan los globos negros, la camiseta negra, la taza de café negra, escrita por todas partes con refranes como «Voy colina abajo».

Odio ese dicho. En realidad, no creo una palabra de él. La vida no se detiene a los cuarenta:*¡comienza!* ¡Es entonces cuando el subir la montaña de la vida realmente se vuelve interesante!

El lado emocional de la menopausia

Las tensiones emocionales surgen cuando las mujeres no entienden la asociación entre sus extraños momentos de displacer emocional y el desbalance hormonal. Aunque las emociones a menudo pueden separarse de las hormonas, y de hecho lo están, ellas también pueden estar muy conectadas entre sí.

Las emociones fluctúan como lo hacen los cambios de niveles hormonales. Estas varían de una mujer a otra, dependiendo de la salud mental y física, de las actitudes, los antecedentes y las relaciones.

Aun aquellas que sufren todo el curso de los síntomas generalmente sobreviven. La menopausia, después de todo, no es mortal; aunque ciertamente puede ser frustrante.

A menudo las mujeres sufren sin razón, cuando con comprensión, tratamiento apropiado y cuidado físico podrían vivir una vida normal. Es importante para nosotras entrar en la menopausia con un sentimiento de autoestima, conociendo que nuestras vidas no han terminado a medida que pasamos por esta transición, sino que una nueva y emocionante fase está comenzando.

La inestabilidad hormonal y emocional durante la menopausia son las malas noticias. La buena noticia es que: finalmente terminará. Una noticia aun mejor es que con terapia de estrógeno, los años premenopáusicos y posmenopáusicos no tienen que hacer estragos en nuestras vidas.

La menopausia no es algo de lo que tenemos que temer. En cierta medida (la espero con ilusión), y espero que usted también. Es simplemente una de esas rocas en la vida a la que debemos pasarle por encima o buscar cómo darle la vuelta. Ya que no hay una forma para escapar de la menopausia, le sugiero que respire profundo y comience a escalar.

El período posterior a la histerectomía

Durante los últimos años de mi trabajo como terapeuta familiar y matrimonial presencié la disolución de un gran número de matrimonios a la edad de los cuarenta. La historia de los casos demostraba que a un alto porcentaje de las mujeres en estos matrimonios se le había practicado histerectomía dentro de los dos años anteriores al divorcio. He escuchado todas las explicaciones acostumbradas dadas por terapeutas en estas rupturas maritales, pero no estaba satisfecha. Me preguntaba si estaría sucediendo algo más que no estaba siendo identificado. ¿Podría, acaso, haber algún tipo de depresión tardía que surgiera un año o más después de la cirugía, algo de naturaleza bioquímica?

Muchas mujeres reportan depresiones tardías seguidas a una histerectomía. Cuando sus cirujanos les dicen que se están recuperando bien y que ellas necesitan desarrollar una actitud más positiva, estas mujeres se sienten culpables de fracasar. Decenas de mujeres me han dicho que sus doctores pensaron que sus síntomas estaban en sus mentes.

Dos encuestas recientes han documentado un alto incidente de depresión entre las mujeres después de una histerectomía. En muchos casos esta depresión ocurre alrededor de tres años después, ya sea que los ovarios hayan sido removidos o no.[45] Cuando entregaba un trabajo en la Sociedad Real de Medicina de Londres, la doctora Katharina Dalton dijo: «Cuarenta y cuatro por ciento de las mujeres estudiadas se han divorciado, separado o han buscado la ayuda de consejeros matrimoniales desde que les fue hecha la histerectomía». Ella identificó dos tipos de depresión de poshisterectomía: la depresión cíclica y la continua. La cíclica viene y se va, con períodos de alivio. La depresión continua se queda, sin períodos intermitentes de alivio. El doctor Donald Richards, un médico que practica la medicina general en Oxford, Inglaterra, también encontró un alto incidente de depresión entre aquellas entrevistadas después de una histerectomía.[46]

Manejando la menopausia[47]

Años atrás, las mujeres que sufrían con síntomas premenopáusicos eran simplemente ignoradas a menos que sus síntomas fuesen lo suficientemente serios como para que se las enviara a un siquiatra, donde a menudo se les daba tranquilizantes, o en ocasiones terapia de electroshock.

Hoy en día, al menos entre los médicos de familia y ginecólogos que se mantienen actualizados, consideran la menopausia como una «enfermedad en proceso» que debe ser tratada con cuidado médico, a fin de prevenir una serie de males que amenazan la vida, como por ejemplo la osteoporosis. Me desagrada completamente el usar la palabra *enfermedad* en conexión con la menopausia. Prefiero pensar en eso como una fase de desarrollo. Aun supongo que no debiéramos preocuparnos demasiado sobre cómo lo llama la profesión médica, mientras que ellos hagan algo al respecto.

La mayoría de los médicos ven la intervención médica como algo necesario, a menos que su paciente esté produciendo una cantidad adecuada de estrógeno por sí sola. En esta sección examinaremos varios tratamientos y ayudas para las mujeres en la fase premenopáusica de sus vidas.

Vea a su doctor

Si usted sospecha que está entrando en la menopausia —especialmente si está teniendo un tiempo difícil con algunos de los síntomas que hemos discutido— le recomiendo un examen.

Aprenda todo lo que pueda sobre la menopausia y los tratamientos apropiados y generalmente aceptados antes de ir a ver al doctor. Entonces siéntase en libertad de discutir sus síntomas. Descubra cuál es el procedimiento de su doctor en cuanto a la menopausia. ¿Cómo se siente él al respecto? ¿Cuál es su actitud? ¿Cómo trata a sus pacientes menopáusicos?

Para evaluar a su doctor, pídale que le explique la menopausia. Así podrá decir si él realmente se preocupa por usted y va a trabajar seriamente, o si él considera a las mujeres premenopáusicas como una molestia en su columna vertebral.

Si usted se siente incómoda con el doctor, si él no le da una explicación adecuada, si él no cree en la terapia de estrógeno, o si él la toma a usted y a su problema muy a la ligera, busque una segunda opinión.

Dieta, ejercicio y otras ayudas necesarias

Si no ha revisado ya sus hábitos alimenticios y programas de ejercicios, le sugiero que lo haga ahora. Naturalmente, la forma en que cuidamos nuestros cuerpos en la primera parte de nuestras vidas afectará directamente cómo ese cuerpo nos tratará durante la segunda parte. Desafortunadamente, tenemos que vivir con las consecuencias lógicas de nuestras acciones.

No es muy tarde, sin embargo. Arreglar su cuerpo y los hábitos de alimentación puede hacer más felices sus años maduros, más saludables y más divertidos.

Hay un par de puntos que me gustaría señalar sobre la necesidad de llevar una dieta en las últimas fases de nuestras vidas. El primero puede ser beneficioso para prevenir la osteoporosis.

El doctor McIlhaney dice: «Antes de la menopausia, las mujeres necesitan tener alrededor de 1.000 mg. de calcio al día; después de la menopausia ellas necesitan 1.500 mg. diarios». Ya que el consumo de calcio normal en una dieta balanceada es de 400-500 mg. al día, las mujeres debieran complementar con una o dos pastillas de calcio de 250 mg. en el desayuno y una o dos en la cena. El doctor McIlhaney nos advierte que algunas preparaciones de calcio contienen vitamina D, y que usualmente recibimos suficiente vitamina D con el sol, por lo que no necesitamos más.

«El tomar más de 1.000 unidades de vitamina D al día», nos dice, «puede causar desgaste en los huesos». También, más de 5.000 unidades de vitamina A al día se sabe que causa desgaste en los huesos.

Del calcio disponible, Os-Cal, Caltrate 600, BioCal, y Tums antiácido son buenas fuentes de calcio carbonatado. El doctor McIlhaney advierte a las mujeres evitar dos fuentes de calcio: harina de hueso y caliza magnesiana, ya que ambas contienen plomo.[48]

El siguiente es un tema controversial, pero por haber sido beneficioso para algunas mujeres, he decidido que vale la pena mencionarlo.

Utilizando encuestas de lectores sobre el uso de la vitamina E, el autor Richard A. Passwater nos habla de ella y de sus usos beneficiosos en el alivio de los síntomas menopáusicos. «En realidad», escribe Passwater, «no había ninguna mención de la menopausia en el interrogatorio. Sin embargo, 2.000 mujeres informaron voluntariamente que ellas encontraron que la vitamina E les había aliviado totalmente los problemas de la menopausia». Las mujeres afirmaban que tenían más energías y un sentido de bienestar, alivio de calambres en las piernas y de los calores repentinos, al igual que otros problemas menopáusicos.[49]

Puede ser que este reporte suene fantástico, no obstante la vitamina E no es una terapia probada. Cualquier plan para tomar suplementos de vitaminas o minerales debe ser discutido con su doctor.

El ejercicio es especialmente importante para nosotras a medida que envejecemos. Mejora la circulación y, de acuerdo a una de mis fuentes, «Junto al estrógeno y calcio, el ejercicio que afecta el peso [caminar, correr, montar bicicleta, brincar la cuerda] parece ser la técnica más importante para preservar los huesos. El ejercicio realmente estimula la formación de nuevas células óseas en el cuerpo de la mujer».[50]

Un ejercicio especial que recomiendo que haga en forma regular es el ejercicio de Kegel. Este ejercicio afirma los músculos en el área de la vagina. Los tejidos musculares relajados, sueltos o dañados pueden traer como resultado el útero prolapsado. El ejercicio de Kegel no solamente ayuda a prevenir este problema sino que también trabaja para minimizar la salida accidental de orina.

Para hacer el ejercicio de Kegel, simplemente afirme los músculos (como si lo hiciera para detener el flujo de la orina) y sosténgalo por unos dos segundos. Puede ayudarla pensar en términos de encoger o recoger y sostener toda la parte de abajo.

¿Suena simple? Hay una trampa: el ejercicio de Kegel sólo trabaja con la repetición: alrededor de trescientas veces al día. Nadie sabe que usted lo está haciendo, de forma que puede encoger el área en cualquier lugar, en cualquier momento. Usted puede tratar de hacerlo en grupos de veinticinco a cincuenta a una vez.

Ayuda para la sequedad de la vagina

La falta de estrógeno puede causar una sequedad afuera de los tejidos de la vagina y en la piel. Siéntase en libertad de usar lociones y lubricantes en la superficie de la piel cuanto sea necesario. También puede desear mantener alguna Vaselina o K-Y Jelly a mano para prevenir dolores durante el acto sexual.

La resequedad vaginal puede que no sea aliviada completamente por las tabletas de estrógeno. Si no se alivia, hay disponible cremas de estrógeno para aplicación local. Puede preguntarle a su médico si siente dolor durante el acto sexual, si tiene resequedad en la vagina o si la picazón es un problema.

Terapias que reemplazan el estrógeno

El tratamiento más común para las mujeres que sufren de síntomas como resultado de una reducción en el nivel de estrógeno es la terapia de reemplazamiento de estrógeno (TRE). El efecto de la terapia de estrógeno en la mujer premenopáusica puede ser bien drástico. En cuestión de una semana, uno puede notar la disminución de los calores repentinos y muchos otros síntomas. A menudo, los médicos comienzan con una dosis baja y la aumentan si los síntomas no mejoran.

A través de los años los médicos están viendo más y más beneficios al mantener a las mujeres en pre y posmenopausia con la terapia de reemplazamiento de estrógeno. De acuerdo a un estudio publicado por *American Journal of Obstetrics/Gynecology* (el 1° de marzo de 1979), las mujeres tratadas con estrógenos «tuvieron un promedio marcadamente menor de desarrollo de enfermedades cardiovasculares, hipertensión, osteoporosis y fracturas». Las mujeres en la terapia de reemplazamiento de estrógeno también necesitaron menos sedantes y tranquilizantes. Las mujeres tratadas tuvieron generalmente menos problemas con el aumento de peso, derrames cerebrales, arterias tapadas y paros de corazón congestivo.

Se han reportado beneficios sicológicos también. En el libro *The Medical Management of Menopause and Premenopause* (La administración médica de la menopausia y premenopausia), he leído que «las escalas de comportamiento y emociones indicaron que las mujeres que tomaron hormonas se volvieron menos neuróticas con el paso del tiempo, más extrovertidas, menos depresivas y que su concentración mejoró. Se notó que el estrógeno tuvo un efecto positivo en la mejoría de la libido, en la actividad sexual, la satisfacción, fantasías y capacidad de orgasmo».[51]

¿Cuándo comenzamos el TRE?

Quizás la mayor pregunta no sea si la mujer debe o no tomar estrógeno sino cuándo.

Los doctores con los cuales he hablado sobre esto no consideran sabio el esperar hasta que la menstruación en la mujer haya terminado para comenzar la terapia de reemplazo de estrógeno. Mientras que la cautela es algo que está muy presente en sus mentes, ellos a menudo comenzarán inmediatamente el tratamiento a mujeres con los síntomas clínicos de deficiencia de estrógeno; especialmente aquellas que han tenido una pérdida repentina en el funcionamiento de sus ovarios por causa de menopausia quirúrgica o radiación.

Si los estrógenos no han sido tomados antes de la menopausia, definitivamente debiera comenzar a tomarse después. El doctor Sheldon Spielman, un ginecólogo reconocido, expresa esta preocupación. «Para poder prevenir osteoporosis, el estrógeno debe ser tomado dentro de los dos primeros años de comenzada la menopausia y ser mantenido de por vida. Si una mujer espera demasiado para tomar los estrógenos, los huesos sufrirán un cambio irreversible y la pérdida de calcio continuará a pesar de la terapia de estrógeno».[52]

El estrógeno y usted

Estas son algunas cosas que debiera conocer sobre el estrógeno antes de tomarlo. Pídale a su doctor detalles. Sus preguntas pueden ser como las siguientes:

- El estrógeno que usted me está recetando, ¿es natural o sintético?
- ¿Estoy tomando progesterona con él?
- ¿Cuál es la dosis?
- ¿Estaré recibiendo inyecciones o pastillas?
- ¿Qué tipo de reacción debo esperar?
- ¿Qué tipo de norma debo usar para ajustar la dosis a mis necesidades personales? (Algunos doctores le pedirán que lo llame si tiene algún problema, en vez de que usted haga su propio ajuste.)

De nuevo, no tema averiguar exactamente qué es lo que está recibiendo y por qué. Es su cuerpo, y usted tiene el derecho de saber los detalles sobre la forma que es tratado.

¿Será realmente menopausia?

Si el doctor tiene dudas si usted está o no en la premenopausia, puede ser que desee tomar una muestra cervical llamada «índice cariopicnótico» (I.C.), el cual puede ayudar a determinar el nivel de estrógeno.

Muchas veces los doctores que sospechan que una mujer está en su premenopausia pero no están seguros van a recetar una dosis de prueba de estrógeno por varios meses, para ver si sus síntomas son aliviados.

En ocasiones toma tiempo determinar lo que realmente está sucediendo, para saber si sus problemas están relacionados o no con las hormonas. Los mejores doctores, aun aquellos que rutinariamente tratan a sus pacientes con terapia hormonal cuando es necesario, son muy cuidadosos en cuanto a dar el diagnóstico correcto. Ellos van a examinar todos los sistemas del cuerpo para asegurarse que todo está en orden. Los efectos secundarios de la terapia de estrógeno pueden incluir nausea, inflamación, dolores de cabeza y depresión. Sin embargo, estos generalmente sólo ocurren en las mujeres que no tienen deficiencia de estrógeno (como las mujeres con SPM). Otro efecto secundario puede ser sangramiento vaginal.

Muchas mujeres y sus doctores se han preocupado en extremo sobre otro posible efecto secundario del estrógeno: el riesgo de cáncer.

El estrógeno y el cáncer

Las investigaciones en los últimos años han ayudado a reducir grandemente el riesgo del cáncer de endometrio en las mujeres bajo terapia de estrógeno.

Los estrógenos originales incluyendo Stilbestrol, Dioenestral y Hexoestradiol eran noesteroides, los cuales han manifestado ser un posible agente productor del cáncer. Ellos son muy diferentes de aquellos naturalmente encontrados en el cuerpo y actualmente se usan en raras ocasiones. Hoy en día la fuente principal de estrógeno es natural, tomada de la orina de las yeguas preñadas.

De acuerdo al American Medical Association's Council on Scientific Affairs (Concilio de Asuntos Científicos de la Asociación Médica Americana), las investigaciones han demostrado que el «uso cíclico de estrógeno es aparentemente menos peligroso que la administración continua».[53] *Cíclico* significa que el estrógeno deja de tomarse por varios días de cada mes.

Para bajar aun más el riesgo de cáncer uterino y cervical con la terapia de reemplazo de estrógeno, la doctora Penny Wise Budoff escribe: «Si usted decide tomar estrógeno, insista en que se le añada la progesterona».[54] Su teoría está basada en el hecho de que las mujeres pierden ambas hormonas, estrógeno y progesterona, así que ambas deben ser reemplazadas. La progesterona, dada en cierta cantidad, «contrarresta, impide y modifica el efecto del estrógeno, aun cuando este es dado diariamente».[55]

La doctora Budoff concluye que «la terapia de estrógeno-progesterona puede ayudar a prevenir osteoporosis, la atrofia vaginal e infección, los cambios de vejiga, las enfermedades coronarias, los calores repentinos y las perturbaciones emocionales. «En cuanto a los riesgos», dice, «tengo mucho menos temor del cáncer uterino que de los huesos rotos y las enfermedades de arteria coronaria. El cáncer uterino no es mortal».[56] Con ese comentario, sospecho que ella quiere decir que el cáncer uterino puede ser detectado temprano y usualmente eliminado quirúrgicamente.

La doctora Budoff no está sola en su forma de pensar. El doctor Joe Fraumeni, del Instituto Nacional de Cáncer de los Estados Unidos y uno de los líderes expertos de fama mundial sobre cáncer, fue citado por el doctor Michael O'Donnell en un artículo «Nueva luz en las crisis de la mediana-edad» diciendo: «Yo me preocuparía sólo por el uso promiscuo del estrógeno como ocurre en ciertas parte de los Estados Unidos, donde los estrógenos son usados casi como una "droga rejuvenecedora" y las mujeres la reciben, tengan síntomas o no».

Un artículo en la edición de enero de 1983, de JAMA, titulado «Reemplazo de estrógeno en la menopausia», también indicó que «Las mujeres tratadas con la combinación de estrógeno-progesterona tienen un incidente menor de cáncer endometrial que aquellas tratadas con estrógeno solamente».[57]

También la doctora Jean Hailes, directora de la Cínica Menopáusica Melbourne, citada por el doctor O'Donnell, concuerda: «Las dosis pequeñas del nuevo estrógeno en combinación con otras hormonas, progesterona, tienen la gran ventaja de eliminar el riesgo de cáncer del útero causado por los estrógenos».

La incidencia de cáncer de pecho en la mujer que usa estrógeno ha sido una gran preocupación en años recientes. Sin embargo, los últimos estudios indican que las mujeres que están tomando estrógeno y progesterona durante los años posmenopáusicos tienen menos posibilidad de desarrollar cáncer de seno.[58]

Un artículo en un periódico local reportó que los anticonceptivos ya no eran más considerados como causantes del cáncer de seno. Un estudio hecho en más de 9.000 mujeres que han tomado anticonceptivos durante quince años o más demostró que no había ningún aumento en cáncer de seno debido a la pastilla que habían tomado. Sin embargo, los expertos aún nos advierten en cuanto al uso de las hormonas, porque los efectos de las drogas deben verse a través de toda la vida.

Cuidado con los riesgos

Mientras que todo esto suena bien y bueno, las hormonas no son la droga maravillosa de este siglo. Hay desventajas. Ya que la terapia de estrógeno/progesterona está diseñada a seguir un ciclo de cierta forma normal, pueden ocurrir sangramientos de retirada, un tipo de sangramiento menstrual durante los cinco días que no se toma el estrógeno.

Es importante que antes que usted comience la terapia de estrógeno esté consciente de los riesgos y los beneficios y que con su doctor los sopesen cuidadosamente, basándose en sus necesidades individuales y en su salud. La animo a que aprenda todo lo que pueda sobre menopausia y tratamientos actuales. No crea algo solamente porque su vecina lo dice, y no acepte a ciegas todo lo que su doctor le diga. Los doctores son humanos, capaces de cometer errores. Ellos a menudo difieren en sus creencias de cómo, cuándo y aun si las mujeres menopáusicas deben ser tratadas. Algunos doctores no se atreverían a «interferir con la madre naturaleza», mientras que otros tienden a repartir estrógeno como si fuese dulces en el Día de los Enamorados.

Cuando su doctor dice «no» al TRE

Hay ocasiones cuando la terapia de estrógeno debe ser evitada. Cuando su doctor dice que no a esta terapia, puede que no sea porque él no está al día con los tiempos o que no sea sensitivo a sus necesidades. Puede ser porque usted tiene un historial o problemas de salud que él toma como una señal de aviso. Un doctor que generosamente reparta estrógeno a sus pacientes femeninos sin considerar los riesgos está tan equivocado como aquel que sólo da palmadas en la cabeza y dice: «Mi querida muchacha, las mujeres han atravesado la menopausia desde el comienzo de los tiempos. Simplemente tienes que vivir con ella».

Antes que su doctor le ofrezca el reemplazo de estrógeno, él debe hacer una revisión física completa a su historial médico para determinar si califica o no.

He aquí una lista de condiciones donde el TRE está definitivamente contraindicado.

- Sangramiento vaginal sin diagnóstico
- Cáncer del seno, útero u ovarios
- Preñez
- Historial de coágulos de sangre (tromboflebitis).

Hay varias condiciones que presentan problemas potenciales para pacientes que reciben estrógeno. Si usted tiene cualquiera de estas condiciones, no significa que no puede o no debe tomar estrógeno, sino que está en un riesgo alto de complicaciones, y deberá ser vigilado de cerca. Deberá tener un examen médico cada tres meses por lo menos, y más a menudo si su doctor lo recomienda.

- Historial de trombosis coronaria
- Diabetes
- Presión alta
- Enfermedades del hígado
- Epilepsia y otros desórdenes convulsivos
- Enfermedades fibrosas del seno
- Enfermedades conectadas con los tejidos

- Historial familiar de colesterol alto
- Enfermedad de la vesícula bilial
- Esclerosis múltiple
- Dolores de cabeza, migraña

Las precauciones no son sólo para personas en una categoría potencialmente alta. Cualquier persona en terapia de estrógeno debiera tener un examen cada seis meses: revisión de presión alta, peso, examen general y muestra de Pap.

Aunque algunos doctores pueden no estar de acuerdo, el American Medical Association's Council on Scientific Affairs (Concilio de Asuntos Científicos de la Asociación Médica Americana) ha dado las siguientes recomendaciones en cuanto al manejo de la menopausia. Estos principios pueden ser beneficiosos para saber lo que puede hacer y debe esperar de su médico.[59]

- Como con cualquier tipo de terapia de droga, el estrógeno debe ser usado solamente para indicaciones idóneas, en la dosis más pequeña y efectiva, y por el período de tiempo más corto que satisfaga la necesidad terapeútica.
- Los estrógenos son efectivos en el tratamiento de prevención de flujos vasomotores, condiciones urogenitales atrofiadas y osteoporosis. También la evidencia reciente apoya un efecto protector contra ciertas manifestaciones de enfermedades artereoscleróticas del corazón.
- Cuando el estrógeno es dado a mujeres con menopausia con el útero intacto, la administración cíclica es recomendada para evitar la estimulación continua del endometrio. Un progestín puede ser añadido en los últimos siete a diez días de cada ciclo de estrógeno.
- La preparación de estrógeno para usar en la piel es usada en el tratamiento de los sistemas vulvovaginales

atrofiados, pero su absorción inmediata a través de la superficie intacta del epitelio aunque atrofiada requiere que sea considerada la dosis acumulativa.

- Cualquier sangramiento vaginal en el paciente posmenopáusico debe ser investigado inmediatamente.

- Al menos una vigilancia anual de pacientes asintomáticos tratados con estrógeno debiera hacerse y puede incluir una muestra histórica o citológica. También debe hacerse los exámenes de la pelvis y los senos, junto con la medida del BP.

- La terapia de reemplazo de estrógeno es específicamente contraindicada en aquellos pacientes con una dependencia neoplásmica de estrógeno del seno o un historial de lesiones similares.

- Como en todas las decisiones terapéuticas, el paciente debiera estar completamente informado de los riesgos relativos y beneficios antes de comenzar el tratamiento, y la pregunta sobre la necesidad de continuar debiera ser revisada periódicamente.

¿Acaso no vivimos en un mundo maravilloso? No tenemos que seguir soportando la tensión y la presión sin explicación, los calores repentinos, las relaciones sexuales dolorosas o cualquier otro síntoma que hace miserable la vida para la mujer menopáusica. No quiere decir que todos nuestros problemas se hayan acabado, pero al menos se nos hacen más fáciles de llevar. Podemos tener mejor salud, tanto mental como física mientras caminamos hacia la mejor fase de todas: la posmenopausia.

Segunda Parte

*Una respuesta
típica a
la tensión*

11

El papel de

un acondicionamiento temprano

Le aseguro que él se sintió como un tonto caminando alrededor del patio, con un grupo de patos bebés que lo seguían. Él manoteaba sus brazos como alas, y ellos lo imitaban. ¿Qué hubieran dicho los vecinos si lo hubiesen visto? Sin embargo, esto le hizo ganar un Premio Nobel en 1973.

Konrad Lorenz era un zoólogo, estudioso del comportamiento de los animales. Criaba patos bebés como parte de su experimento. Al momento que los huevos comenzaban a romperse, removía rápidamente a la mamá pata y se ponía junto a los patitos, los cuales se apegaban a él como si fuese su mamá. Cuando caminaba atravesando el patio, ellos lo seguían; trataban de ir dondequiera que él iba. Sin embargo, a medida que los patitos maduraron, un problema notable los hacía diferentes: no se movían normalmente. A causa de que Lorenz no podía imitar exactamente el movimiento de un pato, sus descendientes nunca aprendieron el procedimiento correcto. Ellos eran realmente «patos raros», porque se habían vinculado a un hombre y habían acoplado su comportamiento a él en vez de a su madre natural.

Esto lo llevó al descubrimiento de que los patos y otros animales tienen un espacio de tiempo de desarrollo para aprender y refinar ciertos comportamientos que son comunes a su especie. Los patos tienen un tiempo de desarrollo de solamente unas cuantas horas después de nacidos, en el cual se unen a su madre y aprenden a ser patos de forma apropiada. Al no tener una mamá pata disponible, los patos de Lorenz se relacionaron a él y nunca se desarrollaron apropiadamente. También se aprendió por esto que el desarrollo del comportamiento no podía ser establecido antes o después de cierto espacio de tiempo. Si Lorenz hubiera puesto a la madre junto a sus patitos horas después de nacidos, estos se hubieran desarrollado de forma normal, pero el cambio tenía que ocurrir durante un tiempo de desarrollo en particular.

El proceso de establecer un completo patrón de comportamiento fue revelado mientras se imprimía esta relación en sus mentes. La impresión que tenían en sus mentes era la de Lorenz en vez de la de su mamá. Esta impresión, o tipo de influencia, fue firmemente establecida durante ese tiempo crítico.[60]

Los descubrimientos de Lorenz son beneficiosos para explicar nuestra propia condición temprana. Nosotros manejamos la tensión en las formas que aprendemos mientras estamos creciendo en nuestras familias. Mi tendencia hacia evadir las emociones negativas y los conflictos no sucedió por accidente; fui condicionada a responder de esta forma.

En mi juventud, las damas hablaban con una voz bien modulada, controlada, placentera. No se suponía que parlotearan, hablaran rápido o uniesen sus palabras, demostrando emociones o ansiedades. Bajo ninguna circunstancia se les permitía que demostraran sentimientos negativos.

A los hombres se les permitía demostrar enojo; era una señal de masculinidad. Sin embargo, los verdaderos aristócratas no revelaban sus sentimientos, considerando que era mejor el mantener a los demás preguntándose sobre qué cosa estaba rondando sus mentes. Aprendí muchas de estas lecciones en nuestro hogar, y otras de historias maravillosas sobre la Señora Brownley, que leí en mi libro de tercer grado de *Weekly Readers*. Setenta años más tarde, recuerdo esa historia como si la hubiera leído ayer.

El barón y la señora Brownley vivían en un castillo con una gran servidumbre que atendía la granja y los hermosos jardines. El único hijo del barón y la señora Brownley estaba destinado a heredar la hacienda y sentarse en la Casa de los Lores.

Durante la Primera Guerra Mundial, Inglaterra no estaba preparada para la guerra; varios grupos de soldados sin entrenar fueron enviados a las trincheras en Francia. El joven Brownley se alistó con los hombres de la granja, y la señora Brownley ofreció sus servicios como enfermera de la Cruz Roja, cuidando de los soldados heridos en el hospital de Londres. Los heridos venían por cientos cada día, y la señora Brownley trabajaba largas horas con las otras enfermeras, no permitiéndose ningún privilegio especial por causa de su rango.

Una mañana, cuando ella estaba de guardia en el dormitorio de emergencia, un mensajero uniformado entró en el hospital trayendo un telegrama. Él dijo: «Se me ha dicho que la señora Brownley se encuentra aquí. Debo darle este mensaje». Todas las personas se detuvieron y se quedaron mirando al telegrama señalado en negro. La señora Brownley abrió el sobre razgándolo, se le informaba que su hijo había muerto. Ella tuvo un vahído y estuvo a punto de perder el equilibrio, dos enfermeras corrieron a ayudarla. Ellas le dijeron que enviarían por un auto de la Cruz Roja para llevarla a la casa de inmediato. Su respuesta vino a ser un dicho famoso que nunca olvidaré: «No. No me alejaré de mi obligación. Terminaré mi turno. Los vivos deben servir a los vivos».

Su fuerte estoicismo me afecta aún hoy día. Realmente no soy una verdadera estoica, porque yo no reprimo austeramente mis emociones ni condeno el placer personal. Un estoico puro nunca se queja y es indiferente al placer y al dolor. Yo me veo a mí misma más como valiente, decidida a no quejarme y de alguna forma guardo mis sentimientos.

He aprendido bien mis lecciones durante la primera parte de mi vida. El día de mi primer período menstrual, Mamá me hizo a un lado para explicarme lo que había sucedido, y luego me dijo fríamente: «Tú nunca vas a hablar de esto con tus amigas. Solamente las niñas de bajo nivel hablan sobre la menstruación». Llegué a la conclusión de que las conversaciones sobre mi cuerpo estaban completamente fuera de límites, especialmente en compañía mixta.

Mi abuela Hilton pensaba que sus hermanas eran inferiores y débiles de carácter, porque hablaban sobre sus enfermedades. Mi padre tenía la admiración más alta por mi abuela Hilton. Yo hice una nota especial de lo que él estimaba.

Mamá, Papá y la abuela Hilton eran personas muy influyentes en mi vida. Yo les di ese poder, y ellos influyeron en mí. A través de la vida han habido ciertas personas las cuales adoramos o admiramos. Quizás son héroes de los que leemos o vemos en la pantalla. Quizás son figuras históricas o personalidades que se encuentran en los libros. Ellos pueden ser inclusive los miembros de nuestra propia familia. Aquellos que estimamos tienen una gran influencia en nosotros.

Mientras que las personas poderosas pueden sacar lo mejor de nosotros, también pueden ocasionar tensión en nuestras vidas. Podemos tratar tanto de llegar a ser lo que pensamos que ellos desean que nosotros seamos, que perdemos de vista nuestros propios deseos personales y metas. Esto puede llevarnos a experimentar sentimientos de inferioridad que duran toda una vida. Siempre me sentí inferior que mi mamá, pero al mismo tiempo su alto punto de vista influyó positivamente mi vida.

Mis primeros años fueron maravillosos. La vida era segura, tranquila y buena en todo sentido. Mamá y papá eran personas maravillosas con una larga herencia de personas estables. Yo estaba rodeada por sobresalientes modelos a seguir. Como resultado, mi acondicionamiento temprano fue más poderoso y se quedó fijo más que en otros. Acepté todo alrededor mío como correcto y excelente. No tenía ninguna razón para desafiar mi entrenamiento. En mi mente, mis superiores eran superiores. Yo luchaba por tener dominio propio y ser estoica. Recuerdo el ponerme en pruebas de duración para retar mi fuerza interna. No dejaba que otros me conocieran; guardé todos mis sentimientos en mí misma. Si me sentía enferma, trataba con todas mis fuerzas de sobreponerme a la enfermedad sin que los demás lo supiesen. El quejarse no era aceptado.

Cualquier sentimiento negativo debía ser invisible. El enojo simplemente no era permitido. Yo lo reprimía. Hasta este día tengo que cuidarme de esta tendencia.

Con el tiempo desarrollé dolores de cabeza que me paralizaban y que tomaron una forma peculiar. Una vez a la semana me quedaba tirada boca arriba en la cama con una migraña. El dolor era tan intenso que no podía resistir tener a nadie cerca de mí. Con los dolores de cabeza vinieron vómitos, náuseas secas y sonidos horribles que no podía controlar. Cuando los vómitos se detenían, regresaba a la cama y me quedaba quieta hasta que pasara el dolor de cabeza. Después de un buen descanso me sentía con energía, como si nada de esto hubiese sucedido.

Después de años de sufrimiento, finalmente comencé a entender lo que me estaba sucediendo. Mis tensiones estaban siendo continuamente alimentadas hasta que no podía aguantar más. La tensión luego era descargada a través de dolores de cabeza y vómitos violentos. Había sido enseñada cuidadosamente a huir de los conflictos, no a luchar.

Varias personas me han preguntado: «¿Piensa que hay un tiempo más condicionado que otro para influir?» Mi respuesta es «Definitivamente *sí*.» Cada niño tiene años sensiblemente influenciables cuando está creciendo. Opino que estos años varían de niño a niño.

La prostituta dignificada

Ella tenía una linda apariencia y era una buena madre con su hijo e hija. Ningún sacrificio era demasiado grande si era por el bien de ellos. También era una prostituta.

Yo disfrutaba trabajar con Molly porque trataba con mucha seriedad la consejería que le daba. Ella deseaba cambiar para poder proveer una vida mejor para sus hijos. Me recordaba la historia del doctor Jekyll y el señor Hyde. Veía cambios dramáticos en ella de un momento a otro. De noche podía haber llegado a dormir en un canal, pero en mi oficina podía apreciar una faceta suya que era ideal, hasta el punto de llegar a ser «clásica». De vez en cuando notaba un aire de sofisticación y dignidad que salía mientras hablaba. Me tenía confundida.

Consulté con un analista sobre este caso. Él había sido uno de mis instructores, y me gustaba su acercamiento práctico. Cuando él revisó el caso histórico de Molly, me dijo: «Quiero que regreses y tomes una nueva entrevista histórica de tu cliente. He estudiado su vida, pero hay un eslabón que falta. Quizás hay un período de su vida que ella está dejando afuera porque está bloqueado en su memoria. Revisa su niñez año por año, y detente en cualquier período de su vida donde ella apenas toque por encima. A medida que explores, pienso que encontrarás algunas respuestas.

Yo había hecho lo que él me había pedido, pero decidí confiar en su buen juicio. Comenzaríamos de nuevo, revisando sus primeros recuerdos. Nada era diferente hasta que llegamos a la edad de ocho años. Ella no podía recordar este año de su vida.

Continuamos explorando. Esto es lo que me dijo:

«Mi mamá era la amante de un sacerdote. Él era un buen hombre, pero no le gustaba que yo viviera con mi mamá en el apartamento que él había preparado para ella, así que hizo arreglos y pagó para que yo fuese a un colegio de internado de alta sociedad en otra ciudad. Estuve allí desde que tenía ocho años hasta los diez. Era lindo, pero rara vez veía a mi mamá.

»El colegio era propiedad y estaba administrado por dos señoras mayores, británicas, las cuales me tomaron bajo sus alas y me enseñaron las sutilezas de la vida. No estoy segura de por qué, pero ellas de cierto modo me protegían de las otras niñas. Eran algo así como unas abuelas para mí. Tengo buenos recuerdos de ese colegio».

Ese era el eslabón que faltaba. Estos años fueron significativos, cuando su alma estaba siendo indeleblemente impresa. ¿Por qué había enterrado estos buenos recuerdos cuando habíamos hablado anteriormente sobre su historia? Sólo puedo creer lo que ella me dijo: «Esos fueron buenos años, pero odio la forma en que mamá sedujo a un sacerdote para mantenernos a ambas».

¿Qué quiero decir cuando digo que el alma de Molly fue impresa de por vida entre sus ocho y diez años? Quiero decir que durante ese tiempo las experiencias que tuvo en el internado le dejaron una impresión permanente. Esto explica los «aires clásicos» que percibí en ella de tiempo en tiempo, a pesar de su estilo de vida como prostituta.

Debo contarles el final de su historia. Ella permaneció en consejería conmigo por varios años y a través de un programa de rehabilitación con fondos del estado adquirió un diploma universitario. Luego se convirtió en una mujer de éxito en su carrera.

La forma en que respondemos a la tensión puede ser una respuesta automática o una aprendida conscientemente que fue impresa en nosotros mientras tratábamos con figuras poderosas durante nuestra niñez. Mi patrón de huir de las confrontaciones no fue el resultado de un entrenamiento religioso, aunque más tarde esto pudo haberlo afirmado. Mi reacción de huir era producto de la enseñanza recibida de mis familiares ingleses, quienes deseaban hacer de mí toda una dama.

Algo en cuanto al acondicionamiento de la niñez suena fatalista, ¿verdad? ¿Estamos trabados con nuestras respuestas programadas hacia la tensión? ¿Tendremos que ser nosotras, acaso, víctimas de por vida de nuestro pasado? ¿Tendremos que darnos por vencidas y decir: «Siempre he sido de esta forma, y así es como será»?

Por supuesto que no. Mientras vivamos, los cambios y los crecimientos son posibles. He tenido que hacer tremendos cambios al pasar los años para modificar mi tipo de personalidad evasiva. Cada cambio trae mejoría de la salud y mejor calidad de vida. A medida que he tomado decisiones de cambiar mi comportamiento, he notado que mis sentimientos y respuestas han cambiado también.

De esto es lo que se trata este libro. Es un libro de esperanza que dice: «Si, usted puede cambiar, entonces puede cambiar el pasado». Es un libro de herramientas que pueden cambiar la vida en un regalo para ser disfrutado, en vez de una sentencia que cumplir. Puedo, honestamente, decirle que no soy la misma mujer que fui años atrás, y que la vida ahora es más agradable. He descubierto algunas «pepitas de oro» durante mi setenta y tantos años de vida. Ahora me gustaría pasárselas a usted. En el próximo capítulo miraremos a las «ollas de almacenaje» y su relación con el estrés.

12

Nuestra olla

de almacenaje

Contesté el teléfono en mi oficina, y la persona que llamaba se identificó como un abogado. Yo conocía su nombre y estaba curiosa por saber la naturaleza de su llamada. «Le estoy refiriendo a un matrimonio joven», comenzó diciendo, «porque deseo algún reporte, una opinión sobre su matrimonio. Ellos se casaron hace unos dos años, y cada tanto, ya sea el esposo o la esposa, me han venido pidiendo que les comience el trámite de divorcio. Estoy preocupado por ellos porque pienso que han tenido momentos difíciles desde el comienzo. Conozco a sus familiares, y ambos vienen de hogares estables. Mi esposa y yo asistimos a su boda porque somos amigos cercanos de la familia del muchacho. Si usted piensa que el matrimonio no puede sobrevivir, entonces consideraré la última petición de divorcio, pero creo que no se han dado una buena oportunidad el uno al otro. La semana pasada hubo un incidente serio entre ellos y vinieron a mi oficina de inmediato».

Estuve de acuerdo en aceptar la cita y la semana siguiente la joven esposa, Sally, me contó sobre su familia. Cuando

Sally era pequeña, ellos pertenecían a una iglesia grande, y los cinco hijos asistían regularmente a los servicios con sus padres. Trabajaban activamente en el grupo de jóvenes y buscaban ansiosamente el momento de reunirse con sus amigos en la iglesia.

Los padres de Sally eran muy pasivos, hasta el punto de ser permisivos sobre muchas cosas. Había una regla sin palabras en la familia: mantenga la paz a cualquier precio. Las discusiones entre los hijos eran mínimas y los padres de Sally eran compatibles. A los niños se les enseñó que discutir era pecado y que debían amarse el uno al otro. Si ellos se sentían enojados, debían arreglarlo privadamente y pedirse perdón. Los arrebatos de pelea no eran permitidos.

La mamá de Sally no trabajaba fuera de la casa, aunque tampoco era muy hacendosa en la casa. El orden no era importante. Ella les pedía a los hijos que hiciesen lo mejor que pudieran en la limpieza de sus cuartos y usualmente mantenía las puertas cerradas. El hogar era un lugar feliz y relajado para Sally.

El matrimonio vino antes de lo que Sally tenía planeado, por causa de un inesperado embarazo. Después de la luna de miel ella entró en el mundo del trabajo para ayudar a mantener la familia, mientras su esposo iba a la universidad. Eran necesarios demasiados ajustes. Ella no sabía cómo cuidar su casa; no había aprendido a cocinar; las responsabilidades de su trabajo estaban cambiando; y ahora tenía que lidiar con las demandas de un niño pequeño. Su frustración mayor, sin embargo, era la forma en que su esposo juzgaba todo lo que ella hacía. Constantemente la estaba comparando con su madre, quien era una perfeccionista en el cuidado de la casa y una excelente cocinera, quien hacía de todo en la cocina.

—¿Me puede decir, por favor, algunas de las quejas de su esposo? —le pregunté.

—¡Oh! ¡Eso es fácil! Por ejemplo, tomemos el día de hoy. Lo primero en la mañana, antes de haberle preparado la tasa de café, ya había comenzado a criticarme: "Sally, las telas de araña han estado en la sala durante tres semanas y tú no has hecho nada por deshacerte de ellas. Y la salsa derramada encima de la cocina tiene ya diez días, ¡y aún está allí! ¡No comprendo cómo puedes sentirte satisfecha con tal descuido! ¡Nunca vi telarañas en la casa de mis padres!"

»Yo tuve deseos de decirle: "¡Bueno; está bien. Vete con tus padres, si tanto te gusta allí!", pero no le dije nada. Como una buena esposa, me mordí la lengua y no dije una palabra.

Sally dijo algo acerca de que creía que las esposas debieran ser siempre sumisas y nunca contestar. Yo podía darme cuenta que a pocos meses de su boda ella había llegado al límite de tolerancia con las críticas de su esposo.

Aun me río cuando pienso en la primera sesión que tuve con su esposo Ben. En el primer momento que entró me miró directo a los ojos y me dijo:

—Quiero que esté perfectamente claro que a mí no me gusta venir a un consejero. No creo en esto, por una sencilla razón: no lo necesito.

—Estoy muy contenta de que haya decidido venir —le respondí—. De otra forma sólo tendría el punto de vista de una persona. No puedo hacer una evaluación sin su ayuda. Sería como si trabajara a oscuras. Si usted me ayuda, tendré menos probabilidades de llegar a una conclusión con prejuicios.

Con voz un poco más calmada, me dijo:

—Bueno, yo puedo entender su posición.

—Estoy agradecida —añadí—, porque esto hace mi trabajo más fácil. Su abogado desea que le dé un reporte y yo no deseo presionarlo a usted a hacer algo a lo que usted se siente firmemente opuesto.

Después de un momento de duda, él me dijo:

—Bueno, está bien. Supongo que debo hablar, ya que estoy aquí. Pero deseo dejarle aclarado que no necesitamos un consejero matrimonial, porque mi esposa es la enferma. Ella necesita un siquiatra. De todos modos, le contaré mi lado de la historia.

»Sally es una pésima ama de casa y rehúsa tomar mis sugerencias. Cuando yo le señalo algo que necesita ser hecho en la casa, me ignora deliberadamente. Sólo imagínese, deja las telarañas colgando del techo, aun después que se le ha dicho que están allí. Es una vergüenza que su mamá nunca le enseñara cómo mantener la casa. Mi madre está aterrada con su falta de orden y limpieza.

Interrumpí su línea de pensamiento para conocer más sobre los exabruptos que me había mencionado el abogado.

—Su abogado me dijo que hubo un incidente la semana pasada. ¿Me podría hablar de él?

—Por supuesto. Le demostraré por qué mi esposa necesita un siquiatra. Llegué de la universidad cansado. Trabajo desde temprano en las mañanas y luego asisto a clases el resto del día. Cuando entré por la puerta delantera, fui a un pequeño armario en el pasillo para colgar mi abrigo. ¡Era un desastre! Varios pares de sus zapatos de tacones estaban dentro del armario, tirados uno encima del otro. Su abrigo, que estaba a medio colgar en el perchero, se cayó al piso, seguido de su impermeable. ¿Cómo es posible que ella espere que sus abrigos se queden colgados cuando los deja medios colgados y luego los empuja detrás de la puerta?

»Luego entré dentro de la cocina, y el bebé John estaba sollozando en su silla de comer. Sally estaba andando en medias, a pesar de que le he dicho que luce mal así. Yo estaba molesto, y entonces le dije: "Sally, ¿por qué no subes las escaleras y cuelgas tu ropa en, el armario que tiene más espacio, y tomas unos minutos para colgarlas de forma apropiada? Te compré un soporte para los zapatos hace tres meses para que no tuvieses que desordenar el piso con tus tacones. Quiero que lo uses, y mientras estoy aquí, por favor, ¿podrías limpiar la salsa que hay de detrás de la cocina?"

—¿Cómo respondió Sally? —le pregunté.

Esta era la oportunidad que Ben había estado esperando para poder acentuar los problemas mentales de Sally.

—En realidad, ella nunca dijo una palabra. Simplemente se quedó allí y palideció. No había mucho que ella pudiera decir, porque sabía que yo tenía razón.

—¿Cuándo sucedió la discusión a la que usted se refirió anteriormente? —le pregunté.

—Le voy a contar ahora mismo. Me fui a la sala, y cuando me iba a sentar, Sally corrió hacia mí y literalmente me atacó, arañando mi rostro. ¿Ve las marcas rojas? —me dijo mientras me mostraba su rostro.

Miré de cerca y sí pude ver una pequeña línea roja a lo largo de su mejilla derecha. Ben continuó.

»No podía creerlo. Ella estaba como una bestia fuera de sí. Tuve que sostenerla con fuerza para que no continuara golpeándome. Entonces, llorando, me dijo que no podía resistir vivir un día más debajo del mismo techo conmigo. ¿Puede verlo, señora Lush? ¡Yo sólo estaba tratando de ayudarla! Ella realmente necesita un siquiatra para que la ayude a detener esos locos exabruptos en mi contra.

La imagen estaba tomando forma. Los dos individuos en el matrimonio tenían antecedentes completamente diferentes. El papá de Sally aceptaba totalmente a su mamá. Sally nunca vio una discusión o confrontación en su hogar. El lema de su familia era: paz, no importa el precio. Las prioridades en su familia eran extremadamente diferentes de las que reinaban en la familia de Ben.

El lema en la familia de él era: mantener altos niveles, no importa el precio. Su madre era el modelo perfecto, y cuando Ben dejaba las cosas fuera de lugar, ella le gritaba hasta que él cambiara su forma de ser. El orden vino a ser rápidamente parte de su vida.

Desde el día en que esta joven pareja caminó hacia el altar, el escenario fue establecido. Ben era criticón. Sally era su alfombra, mientras se enfurecía por dentro. Al mismo tiempo, ella tenía un niño pequeño malhumorado y un trabajo que demandaba de sus energías. Ella había estado condicionada desde niña a almacenar todos sus sentimientos de enojo, pero estos sentimientos eran altamente inflamables, y después de un período de tiempo ya no podían ser contenidos.

Me temo que muchas mujeres en Norteamérica fueron condicionadas a almacenar sus enojos de la forma en que lo fue Sally. ¿Qué sucede cuando nosotras constantemente mantenemos nuestros sentimientos en nuestro interior. Una historia sobre Lyall demostrará mi punto.

Sobras en la olla

Lyall entró airado y dando fuertes pisadas en la cocina.

—¿Por qué las personas en esta casa no pueden recordar unas cuantas reglas sencillas? He estado discutiendo el tema de la basura por años, y nadie me escucha. ¡Mira este reguero! Hay comida mezclada con los papeles y latas de nuevo. Me he cortado los dedos tres veces tratando de separar esto. ¿Cuántas veces te he pedido que pongas los plásticos y las latas en un contenedor, los artículos que se pueden quemar en otro, y las sobras de comida en una olla pequeña? Sabes que yo entierro las sobras en la tierra como abono. ¿Qué más tengo que decir para que me comprendan?

Escuché silenciosamente y luego respondí: —Lyall; siento que estés frustrado por la basura, pero es imposible para mí aplicar tu sistema todo el tiempo. Sencillamente hay demasiados nietos entrando y saliendo de la casa para poder llevar la cuenta de todo.

—¡Seguro que ellos pueden aprender algunas reglas simples! — insistió.

—¿Por qué no tratas de usar tus guantes del jardín para no cortarte? —pregunté.

Totalmente disgustado, Lyall me respondió: —Sabes que odio esas cosas horribles. Los hombres en mis tiempos nunca usaban guantes de jardín. Eran sólo para mujeres.

Él estaba determinado y dispuesto a que toda la familia cambiara en vez de encontrar otra solución a su problema.

Los nietos nunca dominaron el procedimiento de manejar la basura.

Lyall fielmente vaciaba las sobras acumuladas junto al fregadero todos los días, y quemaba meticulosamente el contenido cerca de donde iba a plantar flores nuevas. Los vecinos odiaban que él quemara y enterrara la basura, y murmuraban que habían visto una rata cerca de la pila de basura, pero nada lo detenía para contribuir al equilibrio de la naturaleza.

Ahora bien, ¿por qué Lyall enterraba las sobras *cada* día? La mayoría de las mujeres pueden contestar esto en un segundo: la basura de la cocina tiene mal olor al segundo día. Las cáscaras de las frutas y los vegetales, las sobras de los platos, las hojas de té y sobras de ensalada pueden parecer cosas inofensivas, pero la mezcla se fermenta muy rápido en una cocina calurosa, y con la fermentación viene un tremendo olor que puede penetrar en toda la casa.

La basura acumulada en nuestra cocina me recuerda el enojo que acumulamos en nuestra olla de almacenaje. La basura debe ser procesada a diario. Si no, se pudre y produce un olor desagradable. Lo mismo sucede con la tensión. Cuando se deja sin atender, desanima nuestra alma y produce una fealdad que otros detectan rápidamente.

He encontrado muchos cristianos amables, con tremendos tanques de almacenaje profundamente depositados en sus siquis. Algunos tienen unas lindas tapas firmemente puestas sobre los cubos, y no notan su creciente montaña de problemas, pero con el tiempo el olor se filtra hacia afuera y otros con el viento perciben la basura podrida que hay en su interior. Otros ejercen un gran esfuerzo para proteger su cubo, manteniendo la tapa puesta lo más firmemente posible, pero es tan sólo cuestión de tiempo antes de encontrarse en medio de la descomposición.

Sally tenía una gran facilidad de almacenamiento. Cada día sus emociones se encendían por la injusticia de la queja destructiva de su esposo. Ella estaba molesta por haber quedado embarazada tan pronto y las horrendas demandas de su trabajo. No se suponía que el matrimonio fuese esto. Ella se sentía atrapada en una prisión sin puertas.

De niña, Sally nunca había aprendido a manejar sus sentimientos de enojo. Había aprendido que el enojo era malo, y su ira la atemorizaba. Sin saber qué otra cosa hacer, simplemente echó su enojo en la olla y le puso la tapa.

Parecía como si Sally sólo fuera capaz de mantener la tapa sobre la olla alrededor de tres meses. Luego explotaba e iba camino al abogado. La tensión durante los últimos meses se había convertido en algo insoportable y finalmente se volvió como loca. Con la explosión, su tapa salió volando de la olla como la erupción volcánica del Monte Santa Elena, quemando todo a su alrededor. Corrió hacia su esposo, tratando de herirlo, mientras le gritaba muchas palabras de las cuales luego se arrepentiría.

Llegué a amar el trabajar con esta joven pareja, porque ambos estaban dispuestos a aprender y ninguno de ellos realmente deseaba el divorcio. Ben tenía que ajustarse mucho más de lo que esperaba. Sally no era su mamá, y ella necesitaba más ayuda de su parte con el bebé, al igual que ánimo. Parte de su enojo vino de sus temores de fracasar como esposa y madre.

Sally necesitaba aprender cómo vaciar su basura más frecuentemente, para mantenerse mejor en control; sus críticas estaban arruinando el matrimonio. A medida que pasó el tiempo, ella aprendió a expresar sus necesidades a Ben antes que la situación llegara a proporciones explosivas. Cuando venía la crítica, Sally comenzaba a defenderse, diciendo algo como:

—He tenido un día malísimo y estoy tensa. No soy perfecta, pero estoy tratando de hacer un buen trabajo. Sólo dame un abrazo y dime que estoy bien. Me siento muy mal por dentro cuando me criticas.

Ben comenzó a darse cuenta de que era mejor tener una esposa cariñosa y con una naturaleza dependiente que una esposa perfeccionista que estuviera más en control, como su mamá. Unos años después de terminar la terapia ellos llamaron para anunciar el nacimiento de su segundo hijo y para asegurarme que estaban disfrutando el uno del otro, y contemplando con entusiasmo el envejecer juntos.

Mientras crecíamos, muchos de nosotros aprendemos a reaccionar a la tensión en una de dos formas: huir o luchar. Yo consideraba a Sally del tipo que huía, pero no por completo, porque ella estaba consciente de sus sentimientos y luchó por su matrimonio. Algunas personas que huyen niegan su enojo y evitan totalmente el conflicto, buscando la paz a cualquier precio. Miremos más de cerca a las diferencias entre el que huye y el que combate. Busque a ver si puede llegar a la conclusión de qué clase de persona es usted.

13

La señora Huida

Cuando estaba trabajando en la agencia, usualmente llegaba a una casa vacía. Los niños estaban envueltos en sus actividades después del colegio y Lyall tenía un itinerario muy ocupado. En muchas ocasiones me irritaba instantáneamente a medida que entraba por la puerta delantera. Sólo una mirada a la sala comenzaba a irritarme. Lyall se había cambiado sus medias y zapatos antes de irse, y los había dejado tirados en el piso. Su correspondencia estaba abierta y desparramada en medio de la sala, junto a secciones del periódico.

Cuando yo salía de la casa en la mañana, ésta estaba ordenada, pero nueve horas más tarde cada cuarto en el que entraba anunciaba que Lyall había estado allí. Mi enojo comenzó a aumentar por esta situación, y después de varios días le pedí gentilmente que recogiese las cosas que dejaba tiradas. Nada cambió. Le pedí respetuosamente de nuevo que mantuviera el orden. Nada cambió, excepto el nivel de mi enojo. Se había movido de un nivel cinco a un nivel nueve.

Comencé a notar algo extraño en mí: cuando llegaba a la casa, comenzaba a evadir la sala por completo y me quedaba en el dormitorio o en la cocina.

Mientras esto estaba sucediendo, un supervisor en la agencia comenzó a explorar algunos temas conmigo en la oficina. Me dijo que nunca mostraba enojo con ninguno de mis compañeros, a pesar de los esfuerzos deliberados de ellos para provocarme. «Eso no es mansedumbre», me dijo, «es debilidad. Usted deja que los demás terapeutas la avasallen». También me señaló mi temor a los clientes que demostraban enojo durante las sesiones. Anteriormente, yo había pedido que los clientes masculinos que mostraban enojo fuesen referidos a otra persona. Él sentía, entonces, que yo reprimía demasiado mis sentimientos negativos y que necesitaba dejar de huir de ellos, o nunca podría ayudar a los clientes que sufrían de problemas de enojo.

Esta confrontación me llevó a la sanidad. Durante toda mi vida había evadido el enojo. Era obvio que mi crianza británica estoica me había afectado adversamente. Yo necesitaba cesar de huir y comenzar a aceptar el enojo como una parte natural de mi vida.

Cuando llegué a mi casa esa noche, me di cuenta que había estado evadiendo la sala en las noches que Lyall estaba en la universidad. A mí no me gustaba el enojo, así que escondí los estímulos negativos, disimulando que no deseaba usar la sala. No me di cuenta conscientemente de esto hasta después de esa conversación con el supervisor en el trabajo. Era hora de cambiar.

Esa noche caminé hacia la sala y dejé que el enojo se apoderase de mí como yo quería. Entonces me dije a mí misma: «Le voy a decir a Lyall en su cara lo enojada que estoy. Estoy cansada de disimular. Trabajo tan fuerte como él. Necesita saber cuánto me está afectando esto. Este enojo silencioso debe terminar».

Cuando llegó a la casa, yo seguí mi plan. Él murmuró algo sobre que yo hacía un gran alarde de un detalle sin importancia, pero yo no me conformaba con esa respuesta. Había hecho el papel de alfombra de limpiarse los zapatos por buen rato, y me estaba haciendo daño a mí y a nuestro matrimonio. Volví a decirle cómo me sentía y Lyall entendió. En el instante que le di atención a mis sentimientos, me sentí aliviada, aun antes de que Lyall cambiara sus hábitos. Ambos cambiamos ese día, y nuestro amor el uno por el otro creció por causa de esto.

Antes de la conversación con mi supervisor yo buscaba la paz. Nunca tenía el valor de estar enojada. Sentía temor del poder de mi propio enojo, así que huía de él y de los demás. Mi supervisor me señaló mi necesidad de cambiar. Los cambios sucedieron lentamente, pero llegaron. Mi salud mejoró, a pesar de la creciente tensión en el trabajo. Cuando dejé de evadir y retraerme, tuve menos dolores de cabeza y más energía para manejar las situaciones difíciles. El cambio en mi trabajo como terapeuta era tan marcado que me dieron un ascenso.

Desde entonces he leído muchos libros sobre el enojo. Me gusta particularmente el trabajo del doctor Theodore Rubin. Él describe a cierto tipo de paciente que siempre está cansado. Él piensa que este tipo de fatiga crónica viene de la forma en que estas personas usan su cuerpo para guardar el enojo o para evitar demostrar cualquier señal de enojo. Generalmente, estos pacientes están en un estado crónico de nervios y tensión muscular. Su enojo se desvía hacia sus músculos.[61]

Creo que muchas de las personas que huyen no están conscientes de lo que está sucediendo en sus cuerpos. Ellos han «amaestrado» la habilidad de reprimir el enojo y evadir las personas o situaciones que lo disparan. El evadir es una llave clave del rompecabezas.

El triste resultado de esto es que cuando reprimimos el enojo crónicamente, también amordazamos otros sentimientos, especialmente el amor. Muchas mujeres que he aconsejado han hablado de sentimientos adormecidos, o cuando se les pregunta: «¿Cómo te sientes?», no pueden contestar. Han reprimido sus emociones por tanto tiempo que están imposibilitadas de distinguir un sentimiento del otro. Sin embargo, cuando comienzan a vaciar sus tanques de almacenaje, sus sentimientos de amor y gozo son restaurados. Cuando compartimos abiertamente nuestros sentimientos en forma constructiva el verdadero amor nunca es destruido sino fortalecido.[62]

Hasta el ser honesto en cuanto a nuestros sentimientos es algo riesgoso, y en ocasiones no se nos aplaude. Es más fácil hablar sobre males físicos que sobre emociones negativas. Al menos, esto es lo que pensó Melody.

Era martes en la noche y los miembros del grupo de oración y compañerismo del hogar se habían reunidos para su cita semanal. Había mayormente parejas presentes, excepto por algunos jóvenes adultos y Melody, una viuda de buena posición que era respetada en la iglesia como una buena maestra de Escuela Dominical y asistente en los ministerios de mujeres. Siempre estaba dispuesta a ayudar en dondequiera que se necesitase ayuda.

Durante varios años Melody había sufrido de dolores de cabeza, pero últimamente estos se habían tornado discapacitantes. Ella se preguntaba si estarían relacionados con la menopausia. Su doctor no podía encontrar una causa médica y le dio un diagnóstico de salud favorable.

En general, Melody no se sentía bien. Los malos recuerdos sobre su hermano eran recurrentes en su mente. Había ocasiones cuando ella se sentía como si estuviese volviéndose loca. Durante años había expulsado estos pensamientos problemáticos fuera de su mente.

Una parte de ella estaba celosa. Siempre había vivido a la sombra de su hermano; nunca había podido llegar a la brillante carrera académica de él. Otros recuerdos horribles de los años escolares también estaban en su interior.

Esa noche en particular el líder del grupo dijo: «Seamos diferentes esta noche. Todo el año oramos por las necesidades de la iglesia, nuestros misioneros y jóvenes. Esta noche oremos por las cosas personales que más nos preocupan».

Melody deseaba hablar sobre sus malos sueños y pensamientos intrusos sobre su hermano, pero pensaba: «*¿Qué* *harían si se enteraran que odio a mi hermano y tengo fanta-síasías sobre asesinarlo? Nunca más me dejarían enseñar en la Escuela Dominical».*

Todo el mundo alrededor del círculo estaba compartiendo sus peticiones de oración. Cuando llegó el turno de Melody, ella se encontró diciendo: «Estoy muy contenta de lo que estamos haciendo esta noche. He tenido dolores de cabeza en los últimos años, pero últimamente se han agudizados».

Todos sintieron compasión de esta pobre santa sufrida, y solícitamente la ayudaron a llevar su carga en oración. El próximo domingo sus amigos tuvieron el cuidado de demostrarle su preocupación y le aseguraron que estaban orando fielmente por ella.

Ahora bien, imagínese: ¿qué hubiera sucedido si Melody hubiese compartido su problema un poco diferente? Supongamos que ella hubiera dicho: «Oh, estoy tan contenta de lo que estamos haciendo esta noche. Algunos de ustedes saben que sufro de dolores de cabeza. Pero ninguno sabe que odio a mi hermano y pienso que esto tiene algo que ver con mis problemas de salud. Él siempre se ha burlado de todo el mundo, y mis padres lo adoran. Es un líder en una iglesia de éxito, y todo el mundo lo ama. Pero ellos no saben lo que me ha hecho. No es justo. ¡Lo odio! Si hubiera una forma en la cual pudiera asesinarlo y librarme de culpa, lo haría».

Muchos líderes de grupo estarían sorprendidos y no sabrían qué hacer. Algunos la interrumpirían para que no entrara en más detalles, diciendo: «¡Uh...! Melody tiene un gran problema. ¿Le gustaría a alguien orar por ella?» Lo más probable es que nadie se ofreciera como voluntario. Entonces el líder lo haría y oraría algo parecido a esto: «Señor, tú conoces todo sobre los problemas de Melody, y ponemos sus preocupaciones delante de ti. Intervén en cualquier forma que consideres... Amén».

No hay duda de que muy pocos podrían concentrarse después de esta manifestación de sentimientos negativos de Melody. Lo más probable es que el próximo domingo se le evadiría en la iglesia. Después de todo, ¿quién desea estar alrededor de alguien que está fantaseando sobre asesinar a su hermano?

Pienso que todos nosotros nos cuidamos tanto como Melody. Las mujeres cristianas en particular sienten que deben ser siempre agradables. No hay ninguna diferencia en qué denominación estamos involucradas; probablemente compartimos las mismas expectativas sobre nosotras mismas. ¿Por qué? Porque cuando hacemos el papel de «niña buena» tenemos ganancias secundarias. En otras palabras, nos dan golpecitos, palmadas en la espalda, promesas de oración y abrazos de consuelo. Pero cuando somos transparentes sobre nuestros sentimientos de enojo, la respuesta que recibimos no es cálida y acogedora.

A las mujeres se les desanima a expresar su enojo. Se nos enseña a consolarnos, suavizarnos y apaciguarnos. Nuestro trabajo es el de agradar, proteger y aplacar al mundo alrededor nuestro. Cualquier expresión directa de enojo, especialmente hacia los hombres, nos hace lucir poco femeninas, no como damas, menos maternales, socialmente no atractivas o estridentes.[63] Nosotras pagamos un alto precio por una imagen agradable. Pienso que la paz a toda costa es un precio muy alto para la mayoría de las mujeres. Miremos más de cerca todo lo que también está involucrado con la imagen de «niña buena». Las características típicas de una persona que huye son:

Fuerte deseo de escapar de los sentimientos de enojo	Represión
	Resistencia pasiva (demora)
Deseo de paz a cualquier precio	Causa malos sentimientos en otros
Evadir conflictos	
Negación del enojo	Introspección
Racionalización del enojo	No acepta los sentimientos
Inhibición	Sentimientos ocultos

Gran facilidad de almacenaje
Fuerte deseo de complacer
Conversaciones mentales mórbidas

Autocondenación inhibida
Aumento de problemas
Evade relaciones cercanas

La señora Huida como madre

Johnny, un niño de nueve años de edad, está caminando por la acera hacia su casa a las 11 de la mañana. El horario escolar recién termina a las 2:20 de la tarde. Su madre está limpiando el piso de la cocina y lo ve a través de la ventana. Inmediatamente se siente tensa. El primer pensamiento que le viene a su mente es: *«¡Oh no! ¿Qué ha hecho Johnny ahora?»*

Johnny entra en la casa. La señora Huida recurre a su poder de negación y concluye: *Probablemente hay una conferencia de maestras hoy y los niños fueron enviados a casa temprano.* Cuando Johnny entra en la cocina, la señora Huida evita que le diga algo que la hará sentir más tensa, y le pregunta: «Johnny, has llegado más temprano de lo usual. ¿Te gustaría una merienda?»

«Está bien, pero no tengo mucha hambre», le responde Johnny.

Ambos se quedan en silencio por unos momentos, y luego el niño no puede quedarse más callado. Súbitamente le dice: «Mamá, yo no hice nada. Tommy robó el dinero del almuerzo del escritorio de la maestra, pero me culparon a mí». Entonces él cuenta una larga historia sobre cómo siempre es culpado de todo. Finalmente dice: «Mi maestra desea que la llames».

Ha notado algo: la señora Huida tuvo un estallido de tensión y luego se escondió del temor que la puso nerviosa. Ella logró esto por medio de la negación.

Algunos nuevos pensamientos siguieron a continuación. *«Mi Johnny no robaría dinero. Él nunca hace cosas como esas en la casa».* Su mente continúa tratando de reducir la tensión. *«¡Oh!, ¿y qué pasaría si él hubiera robado el dinero? Yo robé cuando tenía su edad, y terminé siendo una buena persona. Él no es una mala persona; sólo un niño típico de su edad. Todos los niños roban al menos una vez en su vida».* Ahora siente algún alivio. Decide que no va a hacer una gran cosa de este incidente llamando al colegio, y le pide a su esposo que hable con la maestra cuando sea conveniente.

¿Puede ver el patrón? La señora Huida no deseaba encarar su problema. Negó la realidad, diciendo que realmente no había un problema. *Racionalizó,* diciendo que ella también robó cuando era joven; *universalizó,* diciendo que todos los niños roban, y *demoró* al posponer la llamada telefónica, dejando que su esposo la hiciese.

El sonido estridente del teléfono interrumpió sus pensamientos. *«¡Hola! ¿Es la casa de la señora Huida?»,* preguntó la persona. *«Esta es la Escuela Elemental del Valle. Nuestra asistente de la Dirección necesita verla enseguida en la oficina. Estamos teniendo un problema con su hijo John».*

Ahora la señora Huida está temblando con ansiedad. Se siente atrapada y no puede huir más de sus problemas. En lo profundo de su ser, sabe que Johnny tiene muchos problemas, pero fue necesaria una crisis para que ella encarara los hechos.

La señora Huida y el matrimonio

Fern estaba nerviosa mientras explicaba sus crisis familiares. Hace dos años, se había mudado de la ciudad donde habían nacido y criado a sus hijos hacia un pequeño pueblo en las afueras, donde no conocían a nadie.

Su esposo siempre había soñado con poseer un pequeño negocio. Durante veintiocho años él marcó su tarjeta diariamente para una firma grande en la ciudad. Después de su cumpleaños, decidió que necesitaba un cambio. Vendieron su hermosa casa y con ese dinero y un préstamo privado pudieron mudarse y comenzar un pequeño negocio. Fern estaba furiosa con el arreglo porque su esposo no tenía experiencia administrativa ni en relaciones públicas. Él había tenido varios conflictos con el equipo de trabajo en su empleo anterior.

Cuando Fern vino a verme, el negocio había estado perdiendo dinero durante meses. Más aun; su esposo había usado también los fondos de su herencia privada, los cuales ella había reservado para la educación de su hijo menor.

—¿Participó usted de la decisión de mudarse y comenzar un nuevo negocio? —le pregunté.

—Traté de explicarle a Tony cómo me sentía, pero él se encolerizó y me dijo que mi puesto era el de apoyarlo y no de estorbarlo en sus metas. Me acusó de no tener ningún sentido de aventura y no tener fe en él. No supe qué decir después de esto. Siempre había deseado ser una esposa sumisa y de apoyo, pero nuestra vida es miserable. Los niños odian el campo, y extrañamos nuestra vieja iglesia. Todo lo que veo en el futuro es la bancarrota.

Pobre Fern. Ella no tan sólo estaba enojada con su esposo sino también con ella misma por ser una alfombra y no insistir en la posibilidad de un estudio antes de comprar el nuevo negocio. Su esposo actuó impulsivamente, y ella no había tomado una postura firme para detenerlo. Fern se sentía como si se hubiera traicionado a sí misma y a sus hijos.

En ocasiones se necesita una crisis para hacernos reaccionar del molde de huida. La familia de Fern lo perdió todo, pero hoy Fern no ve las pérdidas como algo tan malo. Ella asume parte de la responsabilidad de lo sucedido y ahora es capaz decir su opinión, aun frente a la oposición. Ese es un gran cambio en comparación al de hace algunos años. Tony cesó de jugar el papel del dictador de la familia y ganó un nuevo sentido de respeto frente a Fern. Él está agradecido de que ella se mantuvo junto a él cuando las cosas estuvieron malas. Hoy en día, cuando se deciden las cosas, ellos hacen lo posible por alcanzar un acuerdo antes de moverse en cierta dirección. Fern se vio obligada a tomar un trabajo fuera del hogar para apoyar a la familia, pero a ella no le pesa. Le ha dado una oportunidad de desarrollar sus habilidades en computación, lo cual, a su vez, ha podido enseñárselas a sus tres hijos.

Fern y Tony perdieron todo lo que tenían antes de que pudiera hacerse un cambio. Esto prueba que el cambio es difícil, pero posible. Mientras escuchaba a Fern hablar, supe que teníamos algo en común: ambas deseábamos ser más fuertes, como aquellas que han dominado la respuesta de «pelea». Sin embargo, el comenzar en la posición de pelea crea sus propios retos. En el próximo capítulo se encontrará con algunas personas de puños levantados, quienes han luchado en su paso por la vida. Ellas lograron resultados, aunque no estoy segura de que hayan hallado recompensa.

14

La señora Pelea

—¡Estoy muy enojada! —decía Ágatha, enfurecida—. Recibí una nota de la oficina principal acusándome de ser desorganizada con mis reportes de trabajo.

—Yo también —contestó Betty.

—¿Tú también? Bueno, ¿qué vas a hacer al respecto? —Ágatha refunfuñó.

Con frialdad y calmadamente, Betty le contestó:

—Oh, no pienso hacer nada. Todo el mundo recibió una. Apuesto que todas las oficinas de las sucursales recibieron las mismas notas.

—Bueno, quizás —replicó con agudeza Ágatha—, pero esa nota estaba dirigida a mí. Ese administrador me odia, y él siempre está tratando de culparme de haber hecho algo malo.

—Pero Ágatha —le contestó Betty—, todos nosotros recibimos las notas. ¿Por qué estás tomando esto de forma tan personal? Yo no termino mis reportes tampoco hasta el último minuto. Todos tenemos espacio para mejorar. Yo tiré mi nota en el cesto de la basura y sencillamente planeo hacer las cosas mejor.

—Bueno, puede que eso funcione contigo, pero yo voy a llegar al fondo de este asunto. Voy a defenderme en esta ocasión. Ese administrador me ha estado zarandeando demasiadas veces. Si fuese necesario, llevaré esto hasta la Junta de Directores.

Después de sus últimas palabras, Ágatha salió como un bólido de la oficina y se fue a la casa para escribir una ardiente carta de indignación al administrador. Él, a su vez, la leyó al resto del personal supervisor y concluyó:

—Estaba pensando en darle a Ágatha más responsabilidades de supervisión, pero ahora no pienso que esto sea sabio. Esta carta está fuera de lugar. Todos los empleados de las oficinas de extensión recibieron la nota de recordatorio. Su carta fue puesta en su archivo personal en la central. Consecuentemente, a Ágatha se le dejó de lado para los ascensos, mientras que otros más jóvenes en el negocio —pero más maduros emocionalmente— fueron favorecidos.

Ágatha era una persona que peleaba, y como la mayoría de las personas que pelean, ella tenía dificultades para aceptar la corrección. Cualquier crítica era tomada como un ataque personal. Las personas que pelean tienen la tendencia a atacar impulsivamente como respuesta, y luego se quejan sobre la injusta discriminación. En realidad, probablemente para Ágatha el escribir la carta fue una buena idea, pero el mandarla por correo resultó ser un desastre. Ella y otros que reaccionan a modo de pelea cuando están tensos comparten algunas cosas en común. Estas son las características típicas de aquellos que pelean:

Pequeña capacidad de almacenaje
Descargan la tensión inmediatamente
Actúan para reducir la tensión
Atacan a otros

Son agresivos
Se alteran rápidamente
Son sensibles, irritables
Desean alivio inmediato
Se sienten con las emociones fuera de control

No usan el razonamiento
y ni su buen juicio
Atacan antes de ser ataca-
dos
Poseen una imaginación
demasiado activa
Temen de que las perso-
nas están para hacerles
daño

Tienen frecuentes erupcio-
nes de temperamento
Reaccionan demasiado
fuerte
Son destructivos contra sí
mismos y los demás
Refuerzan su propio enojo
Se destruyen a sí mismos
y a otros
Refuerzan su propio enojo

La señora Pelea como mamá

Cuando Johnny, el niño de nueve años, venía caminando de la escuela tres horas antes de lo debido, su madre se puso tensa. Imaginándose que estaba en algún problema, ella de inmediato pensó: *«Odio este colegio. Ellos siempre molestan a mi familia, sólo porque somos pobres. Mis hijos son culpados por todo lo malo que sucede en ese lugar. No lo voy a tolerar más. En esta ocasión voy a defenderme. Estoy cansada de que ese colegio maltrate a mis hijos.»*

Aun antes que Johnny entrara por la puerta delantera, la señora Pelea estaba en un estado alto de tensión. Johnny ha caminado este camino antes y sabía que su mamá brincaría a defenderlo.

Mientras entraba a la casa, su madre le dijo:

—Johnny, ¿estás en algún problema?

—Mamá, yo nunca hice nada —le dijo—. Fue Tommy quien lo hizo.

—Cuéntame lo que sucedió —ella le ordenó.

—Tommy me hizo buscar en el escritorio de la maestra, y luego un dinero se perdió. Todos me culparon —explicó Johnny.

En una erupción de coraje, la señora Pelea gritó: —Esta es la última vez que van a molestarnos. ¡Te lo aseguro!

La señora Pelea tiene un tanque de almacenaje muy pequeño, el cual es imposible que almacene todo el enojo que siente. Debe de hacer algo inmediatamente para aliviarse. Ella camina firmemente hasta la casa de la vecina y toca fuerte en la puerta. Cuando la puerta se abre, regaña con rudeza a su vecina.

—Tu Tommy ha metido a mi Johnny en problemas, y yo no voy a permitir que mi hijo cargue otra vez con la culpa.

Tratar de razonar con la señora Pelea en este estado de ánimo es imposible. No obstante, su vecina lo intenta.

—Pienso que Johnny ha estado robando pequeñas cosas los últimos meses. He escuchado a los niños en la clase quejarse sobre esto. Quizás le ayudaría hablar con la consejera de la escuela.

—¡Cómo te atreves a decir tales cosas! —le grita la señora Pelea—. Tú eres parte de una conspiración en ese maldito colegio. Todos ustedes están confabulados para meternos a nosotros en problemas.

La señora Pelea se va furiosa hasta la escuela. Con su rostro rojo de ira, demanda ver al director. El archivo de Johnny está sobre el escritorio, y el director está tenso. Él conoce a la señora Pelea muy bien por sus quejas crónicas. Johnny es el último de sus cinco hijos que han asistido a la escuela.

La señora Pelea entra como un bólido en la oficina del director. Rápidamente, tomando control de la situación, él dice:

—Señora Pelea, Johnny ha sido sorprendido varias veces con cosas que pertenecen a otros niños. Él toma las cosas de otros niños y luego trata de regalarlas. Hoy fue sorprendido registrando el escritorio de su maestra, y la maestra reportó varias monedas que se le habían perdido.

Él continúa describiendo su preocupación y dando sugerencias para ayudar a Johnny, sólo para ser rudamente interrumpido.

—Usted siempre culpa a Johnny. Todos lo hacen sólo porque él es pequeño y nosotros somos pobres. Si lo que usted dice es cierto, es sólo porque recibe un mal trato en este colegio. No voy a soportar esto más.

Ella sale quejándose de la oficina y se va para la casa. ¿A qué no saben quién es el próximo en recibir el cubo de enojo? El pequeño Johnny. Al ver a su madre perder el control, lo hace más inseguro, y el ciclo continúa. No se encara nada, y nada cambia. Johnny aprende que él debe ser más astuto y cauteloso la próxima vez que se lleve algo de los otros muchachos.

Me doy cuenta de que estoy siendo muy simple al rotular a las personas como huidores o peleadores. La verdad es que todos reaccionamos en una variedad de formas, dependiendo de las diferentes situaciones que vienen a nuestro camino. Sin embargo, la mayoría de nosotros nos inclinamos hacia una respuesta habitual. Yo no recuerdo conocer a alguien que haya tenido fuertemente ambas tendencias de pelear y huir. Usualmente una se doblega en una dirección o en otra.

Ahora quiero presentarle a otras personas. Ellas saben cómo quedarse quietos cuando están tensos. No mantienen la paz a cualquier precio, ni tampoco escupen sin cuidado su enojo a los demás. Miremos qué puede aprender de estos ejemplos.

15

La señora Estáte Quieta

«Jean, estoy disgustada con la forma en que estás criando a los niños. Robin habla todo el tiempo y no tiene respeto por nadie. Cuando tú eras joven, no te hubieras atrevido a interrumpir a un adulto. ¡Jean, tienes que hacer algo con ese niño!

»Por otro lado, las travesuras maliciosas de David son el comentario del pueblo. Toma en cuenta mis palabras, Jean. David terminará siendo un delincuente si sigue como va. ¡Sus rabietas son odiosas! Ningún niño en mi época actuaba de esa forma. ¿Le han dado tú o Lyall alguna vez una buena paliza a ese niño? Cuando nos enteramos de que la policía se había aparecido en tu puerta porque él estaba tirando piedras a la casa de un vecino, no pudimos dormir en toda la noche. Los vecinos estaban enfurecidos. ¡Él tiene sólo tres años y medio! ¿Qué va a hacer para entretenerse cuando sea mayor? Tu padre y yo sentimos que él no debiera venir más a ninguna de las reuniones de familia hasta que se comporte mejor. Estamos muy viejos para soportar sus travesuras.

»¡Ah! ¡Y otra cosa: tus hijos nunca usan ropa linda! ¡Esas dos nietas preciosas que tengo nunca se han puesto un vestido de encaje como la gente! Siempre las vestí a ti y a Elaine con la mejor ropa. Tu lechero dice que tienes las órdenes de leche más grandes en toda su ruta. ¡Es sencillamente ridículo privar a tus hijas de trajes de seda a cambio de toda esa leche!

»¡¿Y ahora Lyall está pidiéndole a John que invierta sus ahorros en publicar tratados cristianos y libritos?! No debieras dejar que tu esposo lo involucre a él y a otros en tales tonterías.»

La carta de Mamá no había llegado en un buen momento. Yo me encontraba física y emocionalmente cansada de criar a un bebé, tratar de manejar a un travieso y pícaro hijo de tres años, y a una caprichosa niña de cinco que acababa de comenzar la escuela. Y a la vez estar tan apretados en nuestra pequeña casa durante las olas de calor que rompían todos los récords, eso era casi insoportable.

También vivía con el terror del monstruo de la poliomielitis, que estaba devorando tanto a jóvenes como a adultos. Una epidemia había pasado a través de nuestro estado, matando a cientos de familias. Muchos de los niños que pudieron sobrevivir quedaron tullidos de por vida. Los edificios de las escuelas estaban bien cerrados, y las reuniones en los lugares de recreo público para niños fueron suspendidas por meses. Muchas de mis opciones en esos días eran decisiones de vida o muerte.

¡Cada mañana, cuando me levantaba de la cama, parecía que lo mejor que podía esperar era poder sobrevivir! No tenía energía para planear las cosas a largo plazo; no tenía metas futuras, no tenía sueños. Manejar el día una hora a la vez, y eso me tomaba toda la fuerza con la que contaba. Cuando llegó la carta de Mamá, no pasó mucho tiempo antes que estuviese sintiendo lástima de mí misma.

«Está bien, Mamá. Si mis hijos son una desgracia tan terrible para la imagen de tu familia, no necesitas verlos de nuevo», pensé. *«Nosotros rápidamente saldremos de tu vida. Nunca he logrado nada igual a tus brillantes logros, de todas formas. Yo sé; yo sé. Todas mis amigas se han casado con*

hombres de dinero y yo no. Y ahora yo misma tengo que hacer la ropa de todos mis hijos. ¡Oh mamá! No importa lo que haga, nunca te complazco».

De alguna forma me compuse y corrí a la casa de al lado, para hablar con mi amiga.

—Mi madre nunca me hubiera escrito una carta así. ¡Qué terrible lo que te ha pasado! —fue su respuesta. Su apoyo me ayudó.

El resto del día fue gris, pero tarde en la noche, después de que los niños se fueron a la cama, busqué el Salmo 37 para consolarme. Como en tiempos pasados, Dios me dijo que esperara, que me quedase quieta, y que no tomara acción. Seguí su consejo, rompí la carta, y tomé la determinación de no vengarme. A medida que pasaron los días, hice mi mayor esfuerzo de escapar del mal humor manteniéndome increíblemente ocupada.

Tres semanas después llegó otra carta. Era de mi hermana, quien se estaba preparando para casarse. En esos momentos ella estaba viviendo en casa con mis padres, quienes acababan de jubilarse y vivían en una hermosa colina. Sus palabras me tomaron por sorpresa.

«Jean, Mamá me dijo que ella te había escrito una terrible carta. Está muy deprimida por haberte herido y teme que nunca la vayas a perdonar. Por favor, escribe. ¡Escribe cualquier cosa! Nunca la he visto tan deprimida».

Poco tiempo después de recibir la carta de mi hermana, invité a mamá a mi casa a almorzar. Mientras comíamos, me enteré de que había estado teniendo problemas del corazón. Además de sus problemas físicos, todos los arreglos de la boda la estaban manteniendo constantemente agitada.

Varios meses antes de la boda, Mamá sufrió dolores de angina. Esto la afectó emocionalmente y fue así que descargó sus frustraciones sobre mí. Ella me explicó más tarde que una vez que la carta había sido enviada, se enojó mucho con ella misma por haber escrito tales crueldades. En realidad se compadecía de mí, por las cargas que llevaba como madre.

Durante el almuerzo Mamá me dijo:

—Jean, tu siempre has sido la fuerte en la familia, valiente frente a los problemas. Por favor, perdóname por todas las cosas feas que dije. Yo te necesito.

Desde lo más profundo de mi corazón, le di gracias a Dios por enseñarme a estar en silencio y esperar a que Él obrara. Si yo hubiera actuado en el primer impulso de enojo, la hubiera herido y yo habría vivido el resto de mi vida arrepintiéndome. Con sus problemas de salud, una venganza de mi parte tal vez hubiera detenido su corazón para siempre.

A menudo somos sorprendidos cuando alguien nos hiere, y nuestros impulsos inmediatos de enojo son viciosamente mortales. Estos son momentos cuando debemos sostener las riendas de esos impulsos hostiles y buscar de Dios la fuerza para sentarnos tranquilos hasta que Él nos muestre qué debemos hacer.

La señora Estáte Quieta como mamá

Son las once de la mañana y la señora Estáte Quieta está limpiando el piso de la cocina. De reojo ve a Johnny, su hijo, caminando hacia la casa. Ella está confundida porque el horario de la escuela termina usualmente a las 2:20 de la tarde. Sintiéndose ansiosa, le abre la puerta a Johnny.

—Johnny, has llegado temprano a casa. ¿Algo anda mal?

—Bueno, sí —murmura Johnny.

—Cuéntamelo todo, y trata de no dejar ningún detalle —le responde.

Johnny le cuenta una historia rápidamente sobre cómo él fue culpado de robar, mientras su mamá escucha muy atentamente. Sintiéndose aun más ansiosa, le pide que le cuente la historia otra vez. En esta ocasión, Johnny no le cuenta la historia de la misma forma. Los hechos no concuerdan. La señora Estáte Quieta sabe que algo anda muy mal.

Ella decide que necesita hablar con su vecina del lado y la llama para pedir permiso para visitarla. Después de explicar la historia de Johnny a su vecina, escucha muy cuidadosamente la información que la vecina le ofrece. Aparentemente, el niño de la vecina y sus amigos han estado hablando durante los últimos meses sobre el pasatiempo de Johnny: robar.

El nivel de tensión continúa creciendo en la señora Estáte Quieta. Llama al colegio y hace una cita para hablar con el director. Una hora más tarde entra en la oficina y dice: «¡Sé que hay un problema serio con Johnny, y estoy alarmada!»

El director explica lo que sabe de los robos de Johnny y sugiere formas de ayudarlo. Él le dice a la señora Estáte Quieta que una trabajadora social en el distrito escolar ha ofrecido sus servicios.

Para este entonces, la tensión de la madre está comenzando a ceder. Johnny tiene un problema, pero siente alivio al enfrentarse a él. Ella no está huyendo; tampoco está reaccionando demasiado. Está reuniendo información de su vecina y de las autoridades de la escuela y aceptando el hecho de que su hijo necesita ayuda.

Cuando su esposo llega a la casa, la señora Estáte Quieta se siente insegura sobre la situación, pero es capaz de comunicar racionalmente lo que ha sucedido ese día. Juntos deciden que Johnny debe pagar todo el dinero robado y cualquier otra cosa que haya tomado. Para eso usará el dinero de su cumpleaños y el de Navidad. También le permitirán ganar dinero en casa haciendo algunos oficios. Ambos sienten alivio porque han hecho su mayor esfuerzo de tomar control de la situación en forma responsable. El resto depende de Johnny.

Deseo que note algunas de las cualidades que son típicas de la madre de Johnny en esta historia. Características comunes de aquel que se queda quieto:

Tiene tendencia a ser racional	Reconoce su ansiedad
Trata de razonar a través del conflicto	Espera antes de actuar
	Reduce la tensión antes de tomar decisiones
Se concentra en la solución del problema	Busca consejo experto
Vigila y controla sus reacciones	Consulta sus opiniones con otras personas

No creo que nazcamos con la habilidad innata de manejar nuestras tensiones sabiamente, pero sí creo que podemos aprender a controlar nuestras tensiones a través de ciertas experiencias. Podemos resistir el ser guiados por los impulsos emotivos y aprender a esperar hasta que la razón pueda ayudarnos a controlar nuestras respuestas emotivas. Poco a poco, el uso de la razón se convertirá en algo más habitual, haciendo menor el peligro de responder con una erupción destructiva. Mirando hacia atrás, me siento muy agradecida por los momentos cuando le puse un alto a los efectos de mis explosiones y rompí las cartas que escribí con indignación. Hay una ocasión en particular que recuerdo muy bien.

Mi padre estaba muy emocionado sobre su retiro de la vida pública. Estaba deseoso de llevar a cabo sus planes en una vieja granja que había heredado de sus antepasados, pero esa granja estaba en un área aislada que separaba a mi madre de todas sus amigas e intereses del pueblo. Ella nunca había conducido un auto porque cuando vivían cerca del pueblo había varios medios de transportación fácilmente accesibles.

Yo estaba furiosa con mi padre por su insistencia en que él y Mamá debían mudarse a esa vieja granja. No entendía cómo él esperaba que Mamá disfrutara ese lugar. Ella nunca había vivido en una granja o en una villa en él.

Le escribí una carta espantosa, donde lo culpaba de adorar esa vieja granja y de no ser sensible a las necesidades de Mamá. Le doy gracias a Dios por permitirme esperar y quedarme tranquila. A su tiempo, la carta aterrizó en la basura. Mamá vivió más de veinte años en esa granja y, gracias al clima frío de la región, su salud mejoró grandemente. Me estremezco de pensar el impacto que esa violenta carta hubiera tenido en ella, o en él y en mí. Gracias a Dios que nunca tuve que saberlo.

Manteniendo la tapa bien cerrada

Recientemente leí un libro sobre Shirley Chisholm titulado *La buena batalla*. Aunque no apoyo sus puntos de vista políticos, siento gran admiración por ella como mujer. Es difícil para mí el imaginar las presiones extremas que ella debió pasar en el papel que escogió. Shirley fue la primera mujer negra que hiciera un esfuerzo serio para convertirse en presidente.

Disfruté particularmente el verla en acción mientras asistía a la exhibición anual de los logros de los negros en Chicago. Así es como ella cuenta de nuevo el evento:

> «Entré en el salón de convenciones donde se suponía que hablaría junto a Coretta King, en un taller sobre las mujeres en la política. Mientras entraba en el salón, tres o cuatro hombres negros entraban al mismo tiempo. Ellos eran de edad media y vestían de forma conservadora. Asumí que eran políticos.
>
> »Me vieron y uno dijo en voz lo suficientemente alta como para que yo lo escuchase: "Allí está esa pequeña matriarca negra que va por todas partes perturbando las cosas".
>
> »Yo estaba furiosa, pero lo único que hice fue darle una dura mirada.»[64]

Bien, amigos; eso es dominio propio en acción. Quizás algunos de los mayores ejemplos de dominio propio se encuentran en las historias de mujeres negras sobresalientes que han luchado por reformar y alcanzar grandes logros frente a horrendas oposiciones. Piense en Marian Anderson, la primera cantante negra en actuar en el «Metropolitan Opera». Como una cantante consumada, esta mujer ha cantado en la Casa Blanca y ha servido como delegada a las Naciones Unidas. Barbara Johnson fue la primera mujer congresista negra del sur. Coretta Scott King es la mujer prototipo que llevó el evangelio de cambio en silencio y sin violencia. También lo fue Rosa Parks, la mujer negra de gran coraje que rehusó darle su asiento en el autobús a un hombre blanco.[65] Estas mujeres dominaron el arte de hablar cuando el tiempo era correcto, y de quedarse quietas cuando era para el beneficio de todos. Ellas supieron *cuándo* levantar y *cuándo no* levantar la tapa de su olla de almacenaje. Estoy segura de que ellas sufrieron momentos de una gran y dolorosa tensión cuando estas decisiones eran casi imposibles.

He escuchado a muchas mujeres decir que amarían tener más dominio propio. Desearían ser más como la señora Estáte Quieta, pero por naturaleza no lo son. Se parecen más a la señora Pelea o la señora. Huida. Ellas dicen: «No sé qué estoy sintiendo». «Estoy disparando constantemente con mi boca».

Creo que tenemos muy poco control sobre nuestros sentimientos espontáneos, pero sí lo tenemos sobre nuestro comportamiento. Mientras que podemos cambiar nuestros sentimientos solamente hasta cierto punto, nuestro comportamiento está aún bajo el control de nuestra voluntad. Los sentimientos pueden ser cambiados al cambiar nuestro comportamiento. Lo que hacemos puede cambiar la forma en que nos sentimos.[66]

Así que, ¿qué necesitamos hacer? ¿Cómo podemos cambiar? ¿Será necesaria siempre una crisis para sacudirnos de nuestros patrones disfuncionales? En ocasiones es necesaria una crisis, porque algunos de nosotros estamos más trabados que otros en nuestras formas de ser. Pero no siempre es así. Si reconocemos nuestra necesidad y estamos dispuestos a hacer el esfuerzo, podemos cambiar. Sin embargo, el cambio no viene de un día para otro, y no vendrá sin algunas buenas herramientas.

Aquellos que se quedan quietos saben esto: ellos solían ser huidores o peleadores, pero aprendieron algunas habilidades básicas para descargar su tensión, lo que ahora los capacita para quedarse quietos. ¿Qué escondido truco poseen? Hablaremos de estas formas de descargar tensión en los capítulos siguientes.

Tercera Parte

*Secretos
para
dominar
sus tensiones*

16

Deshaciéndose del desorden

Hace algunos años recibí una carta de una radioescucha la cual estaba muy deprimida. Aparentemente el esposo de Patty, Bob, creía que el dinero debía ser ahorrado y no se podía gastar. Él no quería que ella comprara cosas para la casa, aun cuando él compraba herramientas costosas con las que trabajaba en el garaje de la casa. Él consideraba que estos gastos eran aceptables, pero ordenaba a Patty que no trajese nada a la casa de la tienda que no fuese comestible o mecánico. Ella había memorizado su frase favorita: «El dinero gastado en cosas que sirven sólo para la apariencia es malgastado y mundano».

Si Bob y yo fuésemos a compartir una taza de té, yo le diría algunas cosas a ese joven. El pobre hombre necesita algún tipo de educación básica. La belleza y el sentido del orden en su casa son funcionales; ello tiene un propósito y no son lujos innecesarios. El crear belleza alrededor nuestro nos da un sentido de logro, nos carga de energía y reduce la tensión.

La belleza no es tan sólo para los ricos y famosos; es buena para todo el mundo y fundamentalmente para la salud emocional. Comprenda: la hermosura crea energía.

Frank Lloyd Wright, uno de los arquitectos más célebres de Norteamérica, enseñó a sus estudiantes que la belleza disuelve conflictos, nos trae calma interior, nos inspira, crea un sentido de felicidad y serenidad, nos refresca y consuela en tiempos de depresión. «La belleza», agrega él, «no es innecesaria o impráctica». Sus creativos diseños de casas prueban que él vive lo que predica.

He hablado con muchas pacientes y en audiencias sobre lo importante que es que se rodeen de orden y hermosura. Algunaa han dicho:

—Pero yo soy muy simple y ordinaria. Y además, tengo que cuidar a los niño y no tengo dinero en el presupuesto para cosas lujosas. Aun si tuviese algunos centavos para gastar, no sabría cómo decorar.

Si usted se está sintiendo de esta forma, es una fuerte indicación de que necesita algún tiempo libre de las presiones diarias para recuperar sus energías. No tiene que ser costoso.

El ordenar la casa le puede dar un beneficio no costoso también. Restaure el orden. Recoja; guarde las cosas. Organice esas áreas que están desordenadas. Encuentre un lugar para guardar el desorden. Más aun, deje que su recipiente de basura haga un poco de trabajo por usted. Descarte alguna de las cosas que no ha usado por años. Se asombrará cómo esto puede traerle un sentido de calma a cualquier habitación de la casa, y hacerla sentir mejor sobre usted misma.

Una reciente reunión familiar me dejó con sentimientos de cansancio y deprimida porque varias personas habían discutido algunos problemas difíciles. En mi forma usual, escuché y absorbí mucho de esas preocupaciones. Esta mañana, por ejemplo, no podía concentrarme, así que me puse a caminar alrededor de la casa arreglando las cosas y poniéndolas de forma más ordenada. Gradualmente, mis tensiones desaparecieron, y ahora me siento con mi pluma en la mano.

Es extraño: como humanos, cuando llevamos encima nuestro mucha tensión somos intranquilos, impulsivos y hasta disfuncionales. Necesitamos encontrar conexiones constructivas.

Un sinnúmero de personas me han pedido que defina «el sentido del orden». No tengo una definición exacta, porque mi sentido de orden puede ser completamente diferente del suyo. Cada uno de nosotras tenemos diferentes prioridades, gustos y disgustos. En mi casa hay hileras de libros en cada habitación. Esto volvería locas a algunas personas, pero yo amo los libros y leo varios a la vez. En mi cocina tengo ciertos utensilios e instrumentos alineados sobre la mesa para mantenerlos accesibles. La mezcladora, el exprimidor de jugos y el procesador de alimentos siempre están a la mano. Esto luciría como desparramado para algunas personas.

¿Qué constituye su sentido del orden? Defínalo usted misma. Las cosas no tienen que estar perfectas para crear paz, pero sí necesitan estar arregladas de acuerdo a su opinión. Gloria Vanderbilt lo dice muy bien: «No estoy hablando de limpieza... es el sentido de orden lo que llena la casa con un sentido de serenidad y tranquilidad».[67] Una decoradora de interior muy conocida, Alexandra Stoddard, dice: «Cuando su casa está hecha un caos, usted se sobrecoge... usted es afectada con la belleza y la armonía. Limpie el desparramo visible y disfrute la paz interior y gracia... Usted recibe energía de la belleza y la recompensa ricamente».[68]

La belleza y el orden pueden crear paz en el corazón de los niños también. Recuerdo que aprendí esto de la querida señora Frieze. Un día me visitó en el dormitorio Los Jardines del Rey, quería ayudar en algunas mejoras. Mirándome fijamente a los ojos, me dijo:

—Señora Lush, nunca he visto condiciones de vida en tan mal estado para las jovencitas. Sé que muchas de las muchachas vienen de antecedentes difíciles y sufren de depresión. Algo tiene que hacerse para crear una atmósfera de mayor ánimo para ellas.

Yo estaba abrumada con su oferta tan generosa, pero no tenía ni idea por dónde comenzar. Los dormitorios parecían una tarea imposible, con sus fríos pisos de cemento y las viejas literas de hierro. Pienso que la mayoría de los muebles habían estado allí desde que el edificio fue construido en 1907 como un hospital y unidad aislada. Sin duda, las camas, mesas y sillas habían sido sobrantes del ejército. Ignorando mi preocupación, ella me explicó su plan.

—He inspeccionado todo el edificio y deseo comenzar decorando la gran sala. Vamos a tirar los muebles viejos y rotos al basurero y reemplazarlo con muebles campestres fuertes, construidos especialmente para este salón. También podemos construir unos sofás para sentarse a lo largo de la pared, para que así haya suficientes asientos para las muchachas durante las reuniones sociales.

Como les dije, yo estaba alegre con su oferta, pero abrumada también. Había pasado un tiempo terrible entrenando a las muchachas a que fuesen responsables y cuidaran de sus pertenencias. ¿Cómo iban a tratar los muebles nuevos? Me estremecía de sólo pensar cómo luciría el salón después de un año de uso.

—Señora. Frieze, tengo mis dudas sobre los muebles nuevos. Estas muchachas son muy rudas con el uso de este salón. Ellas lo usan para comer golosinas y no tienen cuidado de qué cosas dejan tras ellas.

»He encontrado», me respondió, «que al proveer cosas lindas para los jóvenes trae recompensa. Una vez que este salón esté decorado de nuevo, pienso que encontrará a las muchachas actuando de forma diferente. Ellas son poco cuidadosas porque este salón está descuidado. Tengo la seguridad de que ellas respetarán su nuevo mobiliario.

La señora Frieze comenzó a trabajar. Ella usó una hermosa combinación de colores verde suave, rosado cereza y toques de plata en el papel de la pared. Los fuertes muebles de roble fueron cubiertos de un material verde oscuro, fácil de limpiar. ¡La transformación fue increíble!

Pero aun más increíble fue el cambio en las muchachas. Me hubiera gustado que usted hubiese estado allí. Una vez que el salón estuvo terminado, ya no tuve que regañarlas para que mantuviesen las cosas en orden. El suave impacto de esta sala afectó la disposición y produjo alguno de los mejores comportamiento que he visto en años. La señora Frieze tenía razón: La hermosura calma y restaura.

Desde la reciente muerte de mi esposo, las tareas pequeñas parecen ser imposibles para mí. Es difícil tomar decisiones. La dirección y respuesta no vienen rápido. Un constante sentimiento de melancolía me sobrecoge. En ocasiones me pregunto si alguna vez volverá a surgir en mí de nuevo, en este mundo, el gozo o el placer. Me siento como si estuviese aplastada, y el futuro me atemoriza. Como terapeuta entiendo que esta es la naturaleza del dolor, pero el saberlo no cambia mi experiencia.

Recientemente supe que necesitaba involucrarme diariamente en algo que levantase mi espíritu. El jardín inglés que Lyall y yo creamos juntos comenzó a florecer. Una tarde, mientras estaba de pie frente a la ventana de la cocina que queda frente al jardín, pude sentir que las flores estaban allí para mí. Yo necesitaba permitirme a mí misma disfrutarlas, aunque mi amado artista no pudiera estar de pie junto a mí, regocijándose de su belleza. Oh, cuánto amaba él ese jardín. Entonces hice una decisión consciente ese día, de comenzar a cuidar el jardín de nuevo y de encontrar gozo en darle atención a las flores que tocamos juntos por tantos años.

El otoño está aquí de nuevo, y nuestra colección de arce japoneses, la viña de arces y los delicados arándanos están llenos de colorido. La avenida de árboles dorados a lo largo de mi calle brillan a la luz de la luna.

En ocasiones me sobrecoge un mar de lágrimas cuando recuerdo cómo Lyall amaba esta estación del año, como tan sólo un artista puede hacerlo. Mientras tanto, estoy aprendiendo que puedo disfrutar para mí sola de este mundo espectacular de dorados y naranjas pastel. De pie en mi jardín respiro profundamente y me lleno de la belleza. La tensión y las fatigas se desvanecen, y recibo la fortaleza que necesito para regresar adentro y seguir trabajando.

17

Diversiones

Tomás y María Brown fueron referidos a mi oficina por su médico familiar, el cual estaba desconcertado con los ataques crónicos de fatiga que le daban a María. Después de muchos exámenes sofisticados, nada podía señalarse médicamente como la fuente de su problema. El médico deseaba que yo investigase la posibilidad de dificultades emocionales o de relaciones.

Con sus manos aferradas sobre su regazo, Tomás comenzó:

—Simplemente no entiendo, señora Lush. Tenemos tres hijos preciosos, y yo amo mucho a mi esposa. Ella es una madre dedicada a sus hijos por completo y siente orgullo de cuidar la casa y su familia. Ambos amamos nuestra iglesia, y ella tiene muchas amigas. Mi trabajo es seguro y mi futuro con la compañía es prometedor —moviéndose en su silla e inclinándose hacia adelante, continuó—: Pero María está siempre cansada. Duerme más de diez horas en la noche y aun así se levanta cansada. Los dolores de cabeza la molestan mucho también. No son del tipo que la paralizan, pero

pocas veces está sin dolor. Por favor, ayúdenos .
fondo de este asunto. Necesitamos saber qué hacer.

Entrando en la conversación, María añadió:

—Yo sé que usted ha hablado con mi médico y todo lo
Tomás dice es cierto. No sé qué más decirle; estoy tan co,
fundida como todos los demás.

Dejándose caer en su silla, María se quedó mirando al
suelo.

—Quizás usted puede comenzar contándome sobre sus
actividades diarias. Ayúdeme a entender qué hace durante
cualquier día de la semana —le respondí, deseando que María
no se aislara de la conversación.

Durante la hora que hablamos, me di cuenta de que María
vivía una vida rutinaria. Ella venía de una buena familia y se
casó joven. Tuvieron los tres niños varones, temprano en el
matrimonio, y nunca había trabajado fuera de su casa. Sin
embargo, estaba extremadamente ocupada los siete días de la
semana, sirviendo a los demás. Más adelante en nuestra
sesión le comenté:

—María, usted es una persona muy dadivosa. Se da a su
esposo, a sus hijos, a su iglesia, a su mamá, y a todas sus
hermanas menores. ¿Qué le gustaría hacer para usted misma?
¿Qué la divierte? ¿Cuáles son sus necesidades?

Una mirada vacía se asomó en su rostro. Era como si yo
hubiese hablado en un idioma extraño.

—¿Qué quiere decir? Yo soy una madre y una esposa.

Traté de ser más específica:

—¿Tiene algún entretenimiento aparte de su familia; cosas
que le gustan hacer por puro placer y agrado?

Sorprendida me dijo: —¡No! ¿Sabe cuánto valen los zapatos para los niños que no cesan de crecer? Si yo hiciese cosas
para mí, mis hijos sufrirían. ¡No puedo ser tan egoísta!

Probé un poco más: —Pero, María, ¿qué disfrutaría hacer
si no tuviese ninguna necesidad ajena que considerar?

—Bueno, eso es una pregunta tonta —ella me respondió—. ¡Esa no es la realidad!

—Es cierto —insistí—, pero imaginémonos por un momento —y esperé.

—A mí no me gustan estos juegos e imaginaciones. ¡No necesito hacer nada más de lo que estoy haciendo ahora!

Ella tenía un punto a su favor. No necesitaba hacer más; probablemente necesitaba hacer menos, y con más variedad. Comencé a notar que María estaba muy estructurada; un individuo guiado por sus obligaciones, que no estaba en contacto con sus propias necesidades. Ella había pasado sus años de adulta atendiendo las necesidades de los demás a su propio costo. Yo necesitaba tomarla «con la guardia baja» si es que íbamos a llegar a alguna parte en la terapia. Nuestra conversación continuó.

—María, cuénteme de su vida cuando era joven; antes de casarse con Tomás.

—Bueno, después de la escuela superior planeaba asistir a la universidad. Tenía la fantástica idea de convertirme en una concertista de órgano. Deseaba tocar música religiosa en la iglesia —me respondió ella.

—¿Aprendió a tocar el órgano? —le pregunté.

—Un poco —me dijo con tristeza—, pero después de tomar unas cuantas lecciones nos casamos, y éramos pobres, y luego quedé embarazada enseguida...

—¿Ha vuelto a pensar en esos sueños de nuevo?

—No, realmente. No tenía dinero para lecciones, ni el tiempo, debido al bebé. Además, no parecía correcto continuar esos intereses egoístas que me distraerían lejos de mi familia.

Los problemas físicos de María tenían sentido para mí. Ella estaba siempre dando y no recibía. ¡Qué maravillosa forma de terminar cansada y con dolor de cabeza! Yo sospechaba que ella era una perfeccionista y nunca sentía que su trabajo había terminado. Después que se acabó la hora, pedí una sesión a solas con Tomás.

La siguiente semana le pedí a Tomás que describiera a María durante los años de noviazgo.

—Bueno, en ciertas áreas ella era muy diferente. Era divertida, de buen ánimo, y siempre involucrada en muchas actividades. Disfrutaba todo tipo de música, y tomaba lecciones de órgano. Después de casarnos, sin embargo, nunca lo mencionó de nuevo.

Yo tenía una oportunidad y la tomé. —Tomás, tengo una sugerencia. Pienso que María necesita alguna salida creativa, y mi corazonada es que el tocar el órgano mejorará su salud.

Esto parecía crear conflicto en él. Con el ceño fruncido me dijo: —Señora Lush, deseo hacer todo lo que está en mi poder para ayudar a la salud de María, pero no podemos comprar un órgano.

—Tomás, cuando usted necesita lograr algo tan importante como lo es esto, pienso que encontrará la forma.

Unas cuantas semanas después de mi cita con Tomás, una pareja en su iglesia anunció que habían recibido una oferta de empleo por largo tiempo en otro país. Todos sus muebles iban a ser almacenados, pero necesitaban un voluntario que les guardase su órgano. La semana siguiente ese espléndido órgano estaba puesto en la sala de María y Tomás. En pocos días, María encontró una maestra de órgano que gustosamente intercambió lecciones de música por el cuidado de su bebé.

Seis meses más tarde, María tenía energías y no padecía de dolores de cabeza. A pesar de todas las demandas de la casa, ella se sentía refrescada después de ocho horas de sueño y su trabajo salía adelante. Yo atribuyo su mejoría de salud a esa hora diaria tocando el órgano. Era una salida para sus tensiones. Para María, este escape no era un lujo sino una necesidad.

Personalmente, viajo a través de Norteamérica enseñando en conferencias y retiros aquellas estrategias que ayudan a manejar la tensión. Muchas audiencias han compartido conmigo su diversidad y creatividad en cuanto a esto. El primer remedio que me dan en un grupo de mujeres es: «¡Sal de compras!» Por supuesto, todas las demás mujeres asientan y aplauden. Los hombres usualmente mencionan algún tipo de actividad deportiva. He aquí algunas otras tácticas de diversiones que usan hombres y mujeres a lo largo de la nación:

Leer
Escuchar música
Cocinar una receta elaborada
Tomar un baño de burbujas
Ir a que la maquillen
Tomar un masaje
Llamar a una amiga
Hacer algún tipo de artesanía
Asistir a clases en la iglesia
Volver a estudiar
Detener las obligaciones
Buscar antigüedades
Buscar ventas especiales

Tomar un largo paseo a pie
Ir a la playa
Tomar una taza de te y sentarse
Dormir
Ir de paseo al campo
Hacer ejercicios físicos
Escribir un diario
Llorar con ganas y fuertemente
Limpiar los armarios y el piso
Escribir una larga carta a una amiga
Ayudar a alguien
Trabajar en el jardín

Realmente no importa cuáles de estas cosas usted haga, pero es importante que encuentre un escape creativo que suelte sus tensiones. Las diversiones le harán la vida más placentera, para usted y para quienes la rodean.

La llamada de emergencia

Acababa de terminar de cenar y estaba preparándome para subir a la plataforma. Las agencias de salud mental en nuestra área se habían reunido para un banquete hermoso. Se suponía que le hablaría al grupo sobre los resultados de algunas investigaciones que había completado recientemente.

Mis pensamientos fueron interrumpidos por una voz en algún lugar detrás mí.

—¿Se encuentra Jean Lush aquí? —dijo—. Tu hijo está llamando desde el hospital. Es urgente que venga al teléfono».

Momentos más tarde estaba hablando con David.

—David, ¿qué sucede? ¿Cómo me encontraste?

—Mamá, Papá está aquí, en el hospital —me contestó David.

—¿Qué quieres decir con que él está aquí? ¡Él no puede estar allí! —le dije como un resorte.

David no prestó ninguna atención a mis comentarios irracionales y continuó.

—Mamá, no deseo alarmarte, pero viajaré a Seattle para traerte aquí con Papá.

—David, ¿qué sucede con Papá? —le grité al teléfono—. Tienes que decírmelo ahora mismo. ¿Es serio? Me estás ocultando algo. ¿Está bien él?

—No, Mamá. Papá no está bien. Puede que esté sufriendo un ataque al corazón. Ha recibido un golpe terrible en su negocio y te lo ha ocultado. No puedo hablar de esto ahora. Sólo espera allí por mí; voy a buscarte enseguida. Dame la dirección —me dijo con firmeza.

Le di la dirección y luego el teléfono quedó muerto. Yo estaba paralizada y blanca de terror mientras regresaba a mi silla. Yo sabía que Lyall había estado pensando viajar en auto hasta donde vivía David para discutir una exposición de arte, pero no sabía que había salido ya del pueblo. Yo estaba ausente desde temprano en la mañana. Aparentemente él se lanzó a su viaje después que yo dejé la casa.

De todas formas subí a la plataforma y presenté mi investigación sobre 150 parejas de matrimonios que contestaron la pregunta: «¿Qué dicen los maridos que es su mayor falta de satisfacción en el matrimonio?»

David llegó antes de que el programa acabase y me dijo que debía viajar vestida como estaba. Era imperativo que llegásemos al hospital inmediatamente. Él fue directo al grano.

—Mamá, Papá va a estar bien, pero fue porque nosotros estábamos allí para ayudarlo en el momento preciso. Él teme tu visita porque no desea comentarte sobre un problema en los negocios que te ha estado ocultando.

—No entiendo —dije llorando—. ¿Qué quieres decir con problemas en los negocios?

—Mamá, Papá ha recibido una demanda judicial que le hizo un colega de negocios y puede que se vea involucrado en un juicio en la corte. Tiene algo que ver con un asunto complicado de arte que no entiendo por completo.

—¡Oh David! —me quejé—. No tenía idea de que Papá estuviera bajo tal tensión. No me ha mencionado una palabra de esto. Yo notaba que estaba más callado y distante últimamente, pero esto...

Mi voz se perdió mientras miraba en la distancia, preocupada sobre Lyall y temiendo lo que nos esperaba en el futuro.

La visita con Lyall fue difícil para ambos. Él no estaba en condiciones de discutir la batalla legal. Se sentía como un completo fracasado. Durante todos nuestros años de matrimonio me había protegido siempre de preocupaciones financieras. Su padre y sus exitosos hermanos mayores nunca cargaron a sus esposas con asuntos de negocios, y él siguió la tradición.

A medida que pasaron los días, la condición del corazón de Lyall mejoró rápidamente, y los exámenes revelaron que no había daño, pero él estaba muy deprimido. Una nube negra de desesperación lo cubría todo el tiempo, haciendo que todo resultara ser una carga. La tarea más simple y secular parecía monumental.

Los médicos me dijeron que su depresión era resultado de las drogas con las que estaba siendo tratado y que el ajuste tomaría tiempo. Nunca había visto a Lyall de esta forma. Él sabía ser una persona muy positiva, feliz y alegre. Yo estaba viviendo con un hombre diferente. Ahora se irritaba por cualquier cosa, especialmente conmigo; no tenía ninguna tolerancia con la frustración y sus ataques eran impredecibles.

Al principio, después que él regresó del hospital, tomé todo mi tiempo de vacaciones para estar con él. La depresión continuó. Una mañana me puse a pensar que a Lyall siempre le había gustado un cambio de ambiente. Le sugerí que tomásemos el largo viaje en barco hasta Victoria, Canadá. Este era uno de sus lugares favoritos y pensé que lo animaría. Tuvimos un buen tiempo juntos y su mente estuvo entretenida, pero las cosas parecían seguir igual cuando regresamos a la casa.

Me volví más ambiciosa. Lo próximo que decidí fue arriesgarnos al largo camino en auto a Banff, en las Montañas Rocosas de Canadá. Teníamos poco dinero para gastar, pero sentía que era absolutamente necesario que fuéramos. Ya que aún era temprano en el año, pensamos que encontraríamos un hotel económico. Y nos fuimos.

Nuestro tiempo afuera fue diferente de todas las demás vacaciones que habíamos pasado juntos. Hicimos un pacto: no atenderíamos nuestros problemas. Acordamos no conversar sobre nuestros problemas ni aun hacer referencia de ellos. En cambio, permitimos que nuestras mentes se sumergiesen por completo en la magnificencia de las Rocallosas. Con energía tomamos toda la felicidad que pudimos durante seis cortos días. Disimulando que no teníamos ninguna preocupación en el mundo, entramos completamente en el gozo de la ocasión. Jugamos y actuamos como niños descubriendo las maravillas del mundo por primera vez.

La diversión fue enormemente refrescante, pero yo sentía que la desesperación de Lyall le estaba afectando no solamente en forma emocional sino también espiritual. Por primera vez desde su conversión espectacular muchos años antes, Lyall estaba espiritualmente deprimido.

Yo no sabía qué más hacer para ayudarlo. Tal parecía que mis esfuerzos no eran tan efectivos como había esperado. Desesperada murmuré, «Señor, por favor ayuda a Lyall. Por favor Dios. Dale esperanza».

Durante las pocas horas de nuestra estadía en Banff, mientras estábamos rodeados por el maravilloso esplendor de las montañas con nieve, Lyall puso su frágil y herida vida en las manos de Dios. Recuerdo su oración como si hubiese sido ayer.

«¡Oh Dios! Ya no sé qué hacer. Todo ha salido mal. No tengo ninguna respuesta ni sé qué me espera. Pero, Dios, sea lo que suceda, dependeré solamente de ti para que me muestres el camino. Descansaré en ti y me enfrentaré a los meses venideros, un día a la vez».

Esa mañana Lyall había leído la Epístola a los Colosenses. Las maravillosas verdades en ese libro habían cobrado vida en él: «Y él es antes de todas las cosas, y todas las cosas en él subsisten ... Y la paz de Dios gobierne en vuestros corazones ... Poned la mira en las cosas de arriba, no en las de la tierra...» (Colosenses 1:17; 3:15; 3:2). Al final de nuestra estadía en las Montañas Rocallosas, Lyall había tenido una experiencia espiritualmente profunda que lo dejó cambiado. Desde ese momento en adelante comenzó a dormir apaciblemente. El recobrar su confianza en Dios obviamente tuvo un efecto positivo en su salud.

Mientras regresamos manejando de Banff, Lyall me dijo que estaba listo para encarar sus problemas legales. La negra depresión se había quedado en las montañas detrás de nosotros y nunca regresaron durante los siguientes años de fuertes tensiones.

Es un hecho conocido entre los de la profesión médica que nuestro estado mental tiene un tremendo efecto en nuestros cuerpos. El doctor Redford Williams, un especialista en la investigación del corazón, habla sobre el impacto de la tensión crónica: «Si vamos a reducir las enfermedades del corazón, los expertos deben atender el área sicológica. Otros ya han notado el impacto de la mente y las emociones en el cuerpo. Las preocupaciones mentales, tristezas severas o impactos repentinos pueden anteceder directamente el ataque cardíaco».[69]

El doctor Archibald Hart, otro experto en el manejo de tensión, señala la necesidad de distraer la mente. Él dice que nosotros debemos trabajar agresivamente para quitarle problemas a nuestra mente y forzarla a soltar los problemas que carga. Si deseamos reducir nuestra tensión, debemos aprender a entretener nuestros pensamientos en cosas menos problemáticas.[70]

Cuando comparto la importancia de la distracción con los hombres y mujeres en la oficina de consejería, algunos se molestan y dicen que la idea es ridícula. «No es honesto», argumentan. «Yo no estaría viviendo en la realidad. Además, soy muy responsable para escapar de mis problemas. No puedo descansar hasta que sepa que el problema está solucionado».

Desafortunadamente, estos individuos terminan luchando con los problemas mucho más que las personas que se dan permiso a ellos mismos de distraerse por cortos períodos de tiempo. Las soluciones de los primeros vienen más lentas y con mucha más dificultad. El mantenerse con el problema hasta que se haya solucionado, en realidad, afecta nuestra habilidad de encontrar soluciones y nos deja exhaustos. Las respuestas son más fáciles de detectar con una mente abierta y con paz, más que con una mente que está hipervigilante y ansiosa.

Lyall y yo encontramos que esto era una realidad. Dicho sea de paso, él y yo sobrevivimos ese año difícil que siguió a su ingreso al hospital. Sus terribles problemas legales fueron milagrosamente resueltos sin una batalla en la corte, y nosotros quedamos muy agradecidos de que nunca más sufriera problemas del corazón.

La semana que pasamos en las Montañas Rocosas del Canadá me enseñaron una lección que nunca olvidaré: las distracciones son un regalo que nos podemos dar a nosotros mismos y a otros que están bajo tensión crónica. El quitarle conscientemente problemas a la mente no es una señal de irresponsabilidad; es una decisión inteligente que abre la puerta a la restauración y a la renovación espiritual. Las diversiones calman nuestro corazón para poder escuchar a Dios y recibir la dirección y ánimo que necesitamos para el camino que tenemos por delante. Pienso que el salmista entendía esto cuando escribió las palabras: «En lugares de delicados pastos me hará descansar; junto a aguas de reposo me pastoreará. Confortará mi alma.».(Salmos 23:2,3a).

Apaciguar las tensiones

—Le cuesta setenta y ocho dólares, señora Lush —me dijo el hombre y cerró su caja de herramientas.

—¿Qué? ¡$78.00! —pensé mientras sonaban sus palabras.

¡Estaba escandalizada! «¿Cómo se atreve a cobrarme semejante suma de dinero por un trabajo tan pequeño? Lo único que hizo fue remover dos tablas de adentro de mi claraboya. ¡Apenas le tomó cinco minutos!»

Después que se fue, comencé a caminar por toda la casa como un enfurecido animal atrapado en su jaula. Estaba enojada y me sentía con deseos de salir. *Necesito salir a dar una larga caminata o trabajar en el jardín*, pensé. Desafortunadamente, el frío y la fuerte lluvia que golpeaba en la ventana de mi cocina me hicieron ver que salir no era una buena idea. Era como si mi cuerpo estuviese buscando una forma de deshacerse de mi furia. Necesitaba algún tipo de actividad vigorosa que sacara la tensión que había dentro de mí para así poder concentrarme y tener paz.

Las cosas se pusieron peor. Al próximo día su secretaria me llamó y demandó que le pagara la cuenta inmediatamente. Al escuchar sus frías y duras palabras:

—No es mi problema que la cuota sea tan alta para un trabajo de cinco minutos —fue como si echaran gasolina en el fuego. Casi exploto.

«¿Por qué las personas no pueden ser más compasivas?» pensé. *»¿Acaso no saben que acabo de perder a mi esposo? Lyall podría hacer el trabajo si estuviese aquí. Y todas las cuentas...»*, me encontré desesperándome a medida que la tensión subía. Afortunadamente reprimí mi lengua hasta después de colgar el teléfono. Entonces las paredes de mi cocina recibieron la descarga. Era un momento en que el hablar de la situación en voz alta no parecía ayudar; necesitaba algún tipo de actividad física para calmar mi enojo.

Recuerdo cuando descubrí por primera vez el poder de la calma. Años atrás Carol vino a mí para consejería. Ella estaba teniendo problemas en su matrimonio y deseaba aprender cómo controlar su temperamento. Durante la terapia se hizo evidente que tenía resentimientos contra su padre, quien le había hecho muchas bromas y la había humillado mientras ella crecía. Ella se casó esperando que su esposo la consintiese con amor y que el abuso emocional del pasado hubiera quedado atrás.

Su esposo era un hombre callado y reservado, que también se sentía privado emocionalmente. Él no sabía cómo mostrar amor o afecto, aunque tenía profundos sentimientos hacia Carol. Aun así, Carol no sabía que él la amaba, así que ella lo provocaba en formas tontas para obtener su atención. Cuando él no le mostraba afecto, ella trataba que él se molestara. Lentamente y sin darse cuenta estaba arruinando su matrimonio.

Inesperadamente les ofrecieron unas vacaciones maravillosas. Entonces le dije: «Ahora es el momento de hacer algunos cambios de forma agresiva. Haz un esfuerzo supremo de controlar tus exabruptos y trata de encontrar algunas formas creativas de mostrarle algún afecto a tu esposo».

Cuando ella regresó varias semanas después, estaba complacida con la mejoría en sus relaciones y dijo que no había gritado ni una vez durante las vacaciones. Sin embargo, también me dijo que estaba despertándose cada mañana con un dolor de cabeza que le duraba todo el día.

Esa tarde me di cuenta que Carol simplemente había cambiado una forma destructiva de lidiar con su enojo por otra. Ella pasó de exteriorizar sus fieros sentimientos a interiorizarlos. Ella necesitaba un escape saludable para ventilar su enojo.

Entonces le hice una sugerencia.

—Carol, deseo que trates de hacer algo esta semana. Continúa controlando tus exabruptos, pero añade algo en esta tarea. Haz tiempo en tu itinerario para ejercicio físico diario. Corta la yerba, camina, haz el jardín o algo que te haga transpirar y circular tu sangre.

El cambio fue extremo. Carol no podía borrar su pasado de abuso. Ella no podía cambiar a su esposo; pero sí podía tomar algunas decisiones que mejorarían su salud física y emocional. Durante las próximas semanas sus dolores de cabeza desaparecieron por completo. A medida que pasó el tiempo, hubo una mejoría tan marcada en su matrimonio que ella y su esposo fueron considerados elegibles para adoptar a un bebé. Anteriormente ellos habían sido rechazados por causa de los conflictos entre ellos.

El ejercicio es una forma de empujar la tensión fuera de nuestro cuerpo, pero hay otra forma también. El identificarse con algo agresivo también saca la tensión. Conozco muchas esposas frustradas que se quejan porque sus esposos son adictos a los programas de televisión llenos de acción y violencia. Puedo entender esto, porque los resultados son sustanciales. Las personas con trabajos sedentarios se identifican vigorosamente con la acción y las emociones en la pantalla, y esto les saca la tensión. Por supuesto, la moderación es mucho mejor que la adicción; cualquier cosa en exceso añadirá a nuestros problemas y cansará nuestras relaciones.

Aun la Reina Isabel miraba la serie de televisión «Kojak» siempre que tenía una noche tranquila. Usted puede pensar que este es un programa extraño para la realeza. Quizás; pero es muy funcional para una dama sobrecargada de trabajo cuyos sentimientos reprimidos necesitan ser descargados.

Pasar el tiempo

Cuando yo era joven en Australia, les preguntaba a mis mejores amigas: «¿Qué están haciendo hoy?» Y ellas me respondían: «Ah, nada importante. Sólo dando vueltas y pasando el tiempo. Ven cuando hayas terminado tus tareas».

Siempre me entusiasmaba escuchar esas palabras. El desear la diversión y la libertad de pasar el tiempo libre nunca fallaron en ayudarme a terminar mis tareas rápidamente. No podía esperar a que llegara el momento de poder jugar sin cargas ni obligaciones que me preocupasen. En ocasiones jugábamos a «La pata coja», a saltar la cuerda, pintábamos o coloreábamos cuadros. Si deseábamos un poco más de aventura, nos trepábamos a los árboles para cazar huevos de pájaros, o hacíamos fogatas y cocinábamos papas. Esos eran los agradables viejos tiempos.

Era maravilloso crecer en un pueblo del campo de Australia. La maleza cercana olía a dulces flores silvestres; las orquídeas llenaban el aire con su hermoso perfume. Amaba correr a través del campo, cazando lagartijas y serpientes, siempre cuidadosa de no acercarme demasiado a los animales venenosos.

También estaban las excursiones de los sábados a la gran ciénaga. Allí nadábamos y jugábamos con todas nuestras fuerzas hasta que el último rayo de luz se escondía en el oeste. Ahora me doy cuenta de que esas ciénagas estaban llenas de serpientes, pero me imagino que hacíamos tanto ruido con nuestras risas y diversión, que los espantábamos. Hoy en día tiemblo pensando que nadé en las peligrosas corrientes de ese gran río, pero la vida era encantadora mientras pasábamos el tiempo sin ninguna preocupación en el mundo.

He llegado a la conclusión de que, en realidad, nunca crecemos. Nos volvemos más viejos y maduros, pero siempre hay un niño pequeño en nosotros que necesita jugar y perderse en la diversión. Mientras más vieja me pongo, más he sentido la presión de hacer valer el tiempo, de orientar mis metas e involucrarme en cosas que tengan significado.

Pienso que la mayoría de nosotras tenemos demasiadas presiones y necesitamos traer balance a nuestras vidas a través del juego. Inclusive algunas de nuestras formas de relajarnos se vuelven demasiado planeadas y orientadas a ciertas metas. Nuestra determinación de usar el tiempo libre de forma «sabia» crea tensión de una manera diferente. Malgastar el tiempo es bueno para el alma.

Muchos años atrás Lyall y yo viajamos a Inglaterra poco tiempo después de que me practicaran una histerectomía. Aún estaba con dolores cuando Lyall sugirió el viaje, por lo que le dije: «¡El subir cuatro pisos de escaleras en una casa de huéspedes barata de Londres no es mi idea de una vacación!» Fuimos de todas formas y derrochamos esos días. Visitamos las galerías de arte y caminamos por las calles. No había teléfonos que contestar, ni itinerario que atender. Nos ocupamos de nuestros antojos, yendo y viniendo como nos placía. Aunque el caminar era doloroso, encontré a Inglaterra refrescante.

Conozco otra forma de pasar el tiempo, en cualquier momento o lugar. A esto lo llamo un juego mental; otros lo llaman soñar despierto.

Soñar despierto

Los que administran con éxito la tensión tienen la habilidad de crear por sí mismos tiempos de paz. Ya sea que estemos detrás de nuestro escritorio en el trabajo o planchando seis canastas de ropa, el soñar puede romper el círculo de tensión crónica. En su tiempo de paz usted puede edificar la residencia de sus sueños —un castillo, una cabaña o una casa victoriana—. Quizás es una pequeña granja como en la que pasó los veranos con sus abuelos. Puede ser algo tan elaborado como un apartamento moderno o tan simple como una choza de paja.

Imagínese su casa en una pequeña isla, lejos de todas sus preocupaciones y responsabilidades. Hay un bote a la orilla del agua esperando para llevarla hasta el paraíso. A medida que entra en este bote, sus preocupaciones desaparecen como por arte de magia. Sus riquezas y recursos son ilimitados. Las personas en la isla son totalmente compatibles con usted. Todo lo que desea le es entregado tan pronto lo anhela.

«¡Esto no es racional!», me dirá usted. Por supuesto que no, pero es beneficioso.

Tengo una isla de paz donde puedo recoger fresas frescas y suculentas papayas doradas cada día. Allí puedo tener mi ración de ensaladas tropicales compuestas de exóticas frutas de alrededor del mundo. Cuando me estoy sintiendo ser un miembro de la realeza, voy a la habitación de mi palacio en Londres. Después de una alegre y refrescante caminata alrededor de los jardines del palacio y un baño de perfumes, un auténtico desayuno Inglés me es servido por la servidumbre. En ocasiones me acuesto junto a un hermoso lago bien conservado en los terrenos del palacio y miro a los cisnes jugar con gracia sobre las aguas cristalinas. Puedo visitar instantáneamente el Lago Louise en las Montañas Rocosas de Canadá, o el Lago District en Inglaterra. El soñar despierta me lleva al este en el otoño, hacia los colores brillantes que danzan en los árboles, y a un chalet Suizo donde me siento junto al fuego de la chimenea, mirando la majestad de los Alpes a través de mi ventana.

Hay otro juego imaginario que amo. Uno de los centros mayores de antigüedades en el noroeste, llamado Snohomish, está a treinta minutos de mi casa. Situado en un viejo pueblo histórico restaurado, un edificio peculiar, de cuatro pisos, que ofrece colecciones especializadas.

Cuando estoy siguiendo las reglas del juego, nunca digo: «Me encantaría comprar ese artículo, pero no lo puedo pagar». En vez digo: «¡Oh, qué lindo! Mira qué hermosa pieza. Me gusta mucho. Pienso que la voy a tener». Luego hago una lista de todas las cosas que deseo para mi cabaña británica. Casi me babeo sobre la antigua vajilla china de los Limoges y los vasos decorados con arándanos. Mientras veo con atención la cuchillería con asas de perlas, hago una lista exacta de cuáles piezas deseo para mi colección. Recuerde que esto no tiene relación con lo que yo puedo comprar; es simplemente una fantasía creada para mi propio placer.

Otros miembros de mi familia sienten gran placer jugando conmigo. En ocasiones hasta Lyall intervenía y añadía a la fantasía. Él tenía la habilidad de escoger algunos de los artículos menos usuales para la colección. Compartimos muchas risas en esa vieja tienda de antigüedades.

Un juego imaginario de simplemente cinco minutos puede traer alivio emocional. Algunas personas pueden llamar a esto «una rayadura», o una forma irresponsable de salir de la realidad. Yo lo llamo pasar el tiempo, o juego mental, con el propósito de reducir tensión. Cuando un cambio inmediato de rutina o una vacación lujosa no es posible, siempre podemos usar nuestra imaginación para volver a crear una isla de paz.

Si es difícil para usted soñar despierta, pase tiempo alrededor de los niños y pídale que le cuenten algunas historias. Ellos son expertos usando su imaginación. Los niños y las niñas la usan libremente para lidiar con las presiones de la vida. Desafortunadamente, muchos de nosotros nos tomamos muy en serio y en el nombre de la madurez y responsabilidad, trabajamos muy fuerte. ¿Me permite animarla? Saque tiempo para soñar. Abandónese en este juego. Pienso que Dios nos da una imaginación con un propósito. Cristo conoce las presiones que sufrimos. Quizás esto sea una de las razones por las cuales nos exhorta a que «seamos como niños».

Distracciones

«¿Cómo ha tolerado tantos años de estar escuchando los problemas de tantas personas?» Es una pregunta que escucho con frecuencia, y usualmente es seguida por algo como: «¡Yo me volvería loca escuchando a personas hablar sobre sus problemas día tras día!»

Es cierto, mi vida ha estado llena de tensión, en más formas de lo acostumbrado. No escogí este tipo de vida, sin embargo no lo cambiaría, aunque pudiera. Por naturaleza soy hogareña; nunca he necesitado entretenimiento para mantenerme contenta, y realmente no me interesa viajar. En realidad, el viajar por avión es lo que más me aterra. No fue sino hasta después de haber llegado a los setenta años que abordé un avión sin un acompañante que me diera apoyo moral. Se necesita una persona especial para lidiar con mis ansiedades en el avión. Mi nieta Heather recuerda uno de sus viajes conmigo:

«Nana y yo estábamos de camino al sur de California para una grabación de "Enfoque a la Familia", con el doctor James Dobson. Me aseguré de que nuestras reservaciones de vuelo de ida y vuelta a Los Ángeles fuesen en aviones Boeing. Ella estaba convencida de que estos eran los únicos seguros en el aire. Poco después de que Nana completara sus entrevistas, mi esposo Grady me llamó pidiéndome que tomase un vuelo más temprano de regreso a casa porque vendrían personas a visitarnos de afuera de la ciudad.

»Hice los arreglos para un vuelo más temprano, pero no había Boeings disponibles. Sabía que Nana se sentiría aterrada subiéndose a un avión fabricado por otra compañía, así que hice todo lo que estaba en mi poder para que ella no lo notase.

»Al abordar el avión, me puse inmediatamente frente a Nana para bloquear la visibilidad mientras ella subía las largas escaleras hacia la puerta. Después que Nana se sentó, caminé hasta el frente del avión, buscando una azafata. "Por favor, no anuncie el tipo de avión en que estamos", le rogué. "Mi abuela se pondría frenética si escucha el nombre del fabricante. Ella es neurótica en cuanto a volar en ciertos aviones", le expliqué.

»La azafata me dijo que era política de la compañía hacer tres anuncios durante el vuelo, en los cuales se incluía el nombre del fabricante. Desesperada, regresé a mi asiento sabiendo que tendría que distraer a Nana de esos anuncios.»

Cada vez que escucho a Heather contar esta historia me río como una colegiala, porque no tenía ni idea de lo que estaba pasando. No podía entender por qué ella estaba conversando tanto y con tanto ánimo durante el viaje. Pensé que quizás estaba emocionada sobre el encuentro con su esposo en el aeropuerto, o porque sus amigos vendrían de visita al pueblo.

Durante cada anuncio, Heather me habló tan rápido y con furor que en ninguna ocasión escuché lo que dijo la azafata. Tampoco luché con mi pánico usual; el poder de la distracción estaba funcionando.

Necesitamos distracción para aliviar tensiones. Tengo varias en las cuales confío consecuentemente. Cuando voy a acostarme, leo un catálogo de plantas y libros o revistas que muestran casas y muebles hermosos. Esto es muy diferente de la lectura estimulante e investigativa que tengo cuando estoy estudiando. Mi propósito al acostarme es el calmarme y reducir tensión.

Durante el día, unos minutos en mi cabaña británica tranquilizan mi espíritu y descansan mi mente. Encuentro que necesito hacer esto varias veces al día cuando estoy trabajando fuertemente en ciertos proyectos.

Amo sembrar rosas trepadoras. En medio de mis estudios en ocasiones me detengo y tomo unos minutos para podarlas o amarrarlas en una nueva posición. Cuando el pensamiento atraviesa mi mente por primera vez, discuto conmigo misma, diciendo que tengo que seguir trabajando para poder cumplir con el tiempo señalado. Ahora he descubierto que nunca es una pérdida de tiempo distraer la mente por unos minutos. Esto en realidad estimula la productividad.

También leo sobre mujeres extraordinarias, de valor, que han contribuido en forma única al mundo. Hace un par de años estaba extasiada con las historias en la vida de Jenny Churchill. Cada vez que abría el libro que contaba sobre su matrimonio y diferentes actividades, era transportada a su mundo, olvidando todo lo demás que me rodeaba.

La vida privada de la reina Victoria me intriga también. Esta pequeña mujer era extraordinaria. Tuvo muchos hijos, sufrió terriblemente con la tensión premenstrual, y desarrolló y rigió un imperio por sesenta años.

Las cosas que me distraen a mí puede que no lo hagan con usted. Lyall se reía de mi elección de lectura para la hora de acostarme. Él prefería un buen devocional o libro de filosofía. Mi padre, quien era una figura pública en Australia, amaba las novelas de Sir Walter Scott y los libros de álgebra antes de acostarse. ¡Imagínese usted: libros de álgebra!

Tengo una amiga, consejera brillante, la cual ha disfrutado de una de las vidas profesionales más largas y activas que he conocido. Ella lee historias de misterio antes de acostarse. Esto produciría adrenalina en mi corriente sanguínea y me mantendría despierta en las noches, pero a ella le reduce tensión.

Imagínese: ¿qué distracciones puede usted crear en su día?

Recientemente he encontrado que la distracción me ha permitido sobrevivir. El haber estado con Lyall a través de sus doce operaciones y de su muerte me parecía más de lo que podría soportar. Por más de dos años había una carga muy pesada sobre hilos muy finos. La preocupación, el dolor y el terrible sentido de pérdida probó severamente mis límites.

¿Qué evitó que ese cordón frágil no se rompiera? La ayuda sobrenatural de Dios y las herramientas de las que usted está leyendo en este libro. Una y otra vez he necesitado decirme firmemente a mí misma: «Jean, tienes que distraerte cuando el dolor te está matando». Pienso con franqueza que el pesar me hubiera matado, si no hubieran estado allí las distracciones. Pero ellas estaban allí, y hoy día los hilos están un poco más flojos.

Rendir cuentas

—Por favor, deja libre tu hora de almuerzo para mí —me murmuró Jane con urgencia—. ¡Necesito hablarte! Yo la conocía bien, y era obvio que algo la estaba molestando.

Un poco más tarde nos sentábamos una frente a la otra, a la mesa de un restaurante de la localidad y ordenamos una ensalada. Yo esperé. En el momento que la mesera se alejó, Jane me dijo:

—¡Estoy furiosa con mi familia! ¡No puedo creer lo que me hicieron este fin de semana! El sábado en la mañana John se fue con su grupo de amigos a desayunar antes que yo me despertara. ¡Se fue todo el día! Él sabía que necesitaba ayuda con todas las obligaciones de la casa, pero ¿se ofreció? ¡No! Se fue con sus amigos a ver una casa de fin de semana que ellos compraron recientemente. ¡Los varones se fueron también! Salieron temprano a una actividad de campo. Allí estaba yo, con el desorden de todos frente a mí. Trabajo más horas que ninguno de ellos. No es justo que deba hacer todo el trabajo de ellos y el mío también.

Yo podía notar que esto había estado sucediendo desde hacía algún tiempo. No era el primer sábado que Jane había sido abandonada con todas las tareas de la casa. Me quedé callada escuchando y absorbiendo su tensión.

Ella continuó. —¡Lo he tratado todo! Lo he insinuado, se los he recordado con notas. Nada funciona. Voy a tener que hacer algo drástico para hacerme entender. No puedo dar consejería y también llevar todo el peso del trabajo de la casa.

—¿Qué planeas hacer? —le pregunté con cuidado.

—Les voy a enseñar una lección que nunca olvidarán. Ellos se merecen algún castigo por la forma en que me han tratado —dijo—. Voy a abandonar la casa e irme a un motel. Me quedaré allí hasta que se den cuenta de lo que estoy pasando.

Ahora sí, esta no era la Jane que yo conocía. Como terapeuta ella era habilidosa en el manejo de su enojo, pero el incidente del fin de semana había desbordado sus límites. Como yo era su amiga, deseaba ayudarla a considerar algunas otras opciones.

—Jane, ¿qué otras cosas puedes hacer para ayudar a tu familia a entender tus necesidades?

—¡Oh! ¡No sé! —me dijo con desesperación. Después de unos minutos de silencio, se le ocurrió un plan alternativo—. Supongo que puedo llamar a la familia a una reunión. Ellos necesitan saber que estoy sobrecargada de trabajo y que necesito ayuda —con un profundo suspiro concluyó—: Tiene que haber una solución. Quizás la podemos encontrar juntas.

Había algún alivio en su voz en esta ocasión.

Hacia el fin de la semana le pregunté cómo habían salido las cosas en casa. Ella estaba complacida de contarme los resultados. «Todos nos dimos cuenta que nos habíamos escondido en nuestros propios asuntos. Mientras más hacía yo, menos ellos me ayudaban. Hicimos una lista de todas las obligaciones y las dividimos entre cada uno de la familia. También decidimos hacer algunos oficios los días de semana para que no se acumulase todo para el fin de semana».

Me quedé impresionada con las decisiones familiares. Más importante aun, noté que la hábil administración de los problemas de Jane estuvieron cercanamente relacionados con el tiempo que pasamos juntas almorzando. Ella había desahogado su enojo el día anterior a la reunión familiar, lo cual la capacitó para resolver de forma constructiva los problemas con su familia.

Todo el mundo necesita al menos un amigo cercano en el cual poder confiar plenamente cuando se está sobrecargado. Usualmente es más fácil para las mujeres que para los hombres. Es un asunto de conocimiento común que los hombres no tienen muchos amigos cercanos como las mujeres.[71] Las relaciones entre los hombres son definidas por las actividades compartidas. Ellos tienen la tendencia de *hacer* en vez de *estar* juntos. Las amistades de las mujeres descansan más en intimidades compartidas, autorrevelación, crianza y apoyo moral.[72]

Mi esposo me recordaba que es difícil para los hombres ser transparentes. Por naturaleza, los hombres son más cautelosos y se cuidan cuando están discutiendo sus cosas. Durante la niñez, muy pocos hombres han tenido modelos masculinos que desplegaran vulnerabilidad y accesibilidad. Si usted estudia a los niños pequeños, los encontrará a menudo riéndose por cualquier muestra de sentimiento íntimo. ¿Su explicación? Esas son cosas de niñas. Las mujeres somos diferentes.

Pertenezco a un grupo de apoyo que se ha estado reuniendo todos los jueves en la noche, desde 1977. Nosotras llamamos a este grupo «Las hermanitas». Somos un grupo diverso de mujeres jóvenes y mayores, ricas y pobres, sin educación y con alta educación. Sin embargo, tenemos esto en común: el amor de Dios y el compromiso de una a la otra como mujeres. Cada jueves en la noche escuchamos las cargas de cada una, los dolores de cabeza, los gozos y las victorias. Cuando varias de nosotras perdimos nuestros esposos durante estos últimos años, no retuvimos nuestras tristezas las unas de las otras. Este era un lugar seguro en el que no necesitábamos disimular el ser fuertes. Las lágrimas eran comprendidas; también las risas. Hemos tenido tiempos bulliciosos compartiendo historias sobre nuestros hijos y nietos mientras revivíamos experiencias del comienzo de nuestras vidas.

No puedo contarle cuánto me ha ayudado este grupo a lidiar con la tensión a través de los años, especialmente en tiempos recientes. Ellas estaban allí cuando a Lyall y a mí nos dijeron que él necesitaría una operación seria. Ellas continuaron allí durante las doce operaciones que siguieron. En cada ocasión que Lyall y yo encaramos esas cirugías, mis esperanzas se aferraban a la frágil posibilidad de que en esta ocasión la operación tuviese éxito y su vida fuera perdonada. Mis amigas fueron muy pacientes y tiernas, quizás sabiendo todo el tiempo que nada iba a ayudar a ese hombre tan especial.

Ellas estuvieron allí para comprender la terrible melancolía que siguió a la muerte de Lyall. Me permitieron compartir libremente mis dolores más profundos. No actuaron sorprendidas cuando les dije que no deseaba seguir viviendo por temor a convertirme en una carga para mi familia y para todos. El hablar me ha ayudado a «dejar ir» a Lyall poco a poco. Aún estoy en proceso.

Mientras estoy aquí sentada en mi saloncito de escribir, puedo ver los hermosos árboles por mi ventana. Sus colores brillantes se despliegan con todas sus fuerzas con la cercanía del otoño. Ahora hay paz, pero en los días tormentosos el viento feroz arranca las hermosas hojas y dobla las ramas de un lado a otro. Sin embargo los árboles continúan de pie.

Después de la muerte de Lyall, los sentimientos dolorosos se agolparon dentro de mí, arrancando mi deseo de vivir, nublando mi visión del llamado de Dios en mi vida, y rompiendo mis esperanzas de algún día sentir gozo de nuevo. Durante este tiempo tan difícil, me di cuenta que el rendir cuentas no era una opción. Si iba a continuar viviendo, debería hacerlo. Gracias a algunos oídos atentos, aún estoy de pie a pesar de la tormenta, y el gozo está regresando poco a poco.

18

Más formas de
descargar su tensión

Cambiar sus intereses

Hay un dicho común que dice: «Evita las mujeres que están enredadas en una dieta, en un divorcio o en un programa médico».

¿Qué tienen estas mujeres en común? La palabra que yo escogería es *obsesión*. Ellas están intensamente concentradas, son incapaces de relajarse y están extenuadas con tensión todo el tiempo —y con buena razón—. Sus retos son perversos. Se enfrentan constantemente con presiones que no tienen fin. Pienso que muchas de nosotras nos podemos identificar con su dilema durante ciertos períodos de la vida.

Unos vecinos, Harry y Ana, habían estado casados por alrededor de dieciséis años cuando su matrimonio comenzó lentamente a deteriorarse. Harry estaba turbado y deseaba desesperadamente salvar el matrimonio. Desde la mañana hasta la noche trataba de encontrar formas de ayudar a su matrimonio. Nada más importaba.

Cuando vino a hablar conmigo estaba literalmente exhausto. Él y Ana ya estaban viviendo separados, pero salían a cenar una noche a la semana. Harry estaba frustrado porque no veía ningún cambio positivo en la relación. Si algún cambio había, era más frialdad de parte de Ana. No importaba lo que él intentara, nada ayudaba y se sentía muy confundido.

También yo lo estaba. En la mayoría de los casos, cuando un buen hombre trata de ser un mejor esposo, usualmente recoge buenos resultados. Lo opuesto estaba sucediendo con Harry —estaba perdiendo terreno.

Una tarde le dije:

—Harry, me parece que estás viviendo de una cita a cenar con Ana a otra. ¿Qué sucede cuando tú y Ana se reúnen? ¿Están disfrutando ese tiempo juntos?

Comprendí la naturaleza del problema por su respuesta.

—Jean, no hagas juegos ni escondas temas. Nuestra cita a cenar es la única oportunidad que tenemos de discutir nuestros problemas. ¿De qué otra forma nos vamos a reconciliar si no hablamos con honestidad sobre los resentimientos entre nosotros? Ella necesita ver la luz.

Aquí había una oportunidad para que le hablara directo. Así que fui precisamente al grano.

—Harry, tú y Ana son mis amigos, y no deseo ver tu familia destrozada. Sé que estás molesto y que esto ha sido algo difícil para los hijos. Tengo que ser sincera contigo. Las veces que sacas a Ana a comer, estás perdiendo la única oportunidad que tienen de reconciliarse al enfocarla en los problemas. Me gustaría que pusieras la atención de la noche en cosas que son agradables y felices. Imagínate que la estás enamorando. Lucha para hacer una impresión maravillosa en ella. Has tratado de la otra forma y no te ha llevado a ningún sitio. Esta es otra opción que puede cambiar las probabilidades que amenazan ahogar a tu familia.

Harry me miró con el ceño fruncido y confundido, y me dijo:

—¡No te entiendo, Jean! ¿Estoy enfermo de preocupaciones sobre nuestro matrimonio, y me estás pidiendo que disimule como si nada anduviese mal? No puedo ponerme a jugar esos juegos. No veo cómo podemos divertirnos juntos mientras no arreglemos nuestras diferencias.

Insistí con mi sugerencia en diferentes formas, pero fue en vano. Usted probablemente puede sospechar el resultado. No pasó mucho tiempo antes que su divorcio fuera un hecho final. Algunos contrastes en ese momento crucial hubieran podido volver a darle vida a sus relaciones y despertar una chispa de interés en Ana, pero nunca sucedió.

Años atrás, John Stuart Mill dijo: «La mente logra más si frecuentemente regresa a un problema difícil que si se queda en él sin interrupción».[73] Las personas se refieren a las vacaciones como algo que provee un buen «cambio de velocidad» o contraste a su rutina habitual. Muchas personas que viven en el noroeste, en los temerarios inviernos cordilleranos, encuentran un paraíso en el sol de Hawai. Una o dos semanas allá lejos cambia su punto de vista de la vida. Aun los turistas que vuelan de una atracción a otra regresan a la casa rejuvenecidos. La prisa no los refresca pero la variación sí.

Mi hijo David es un doctor que ha pasado gran parte de su vida lidiando con emergencias en un hospital rural. Después de una larga noche atendiendo partos, regresa a la casa exhausto. Entonces, en vez de irse directamente a la cama, se pone a trabajar alrededor del garaje con motores de autos antiguos. Esto es un contraste total de su trabajo profesional. El cambio le permite relajarse y luego dormir fácilmente.

No ha pasado mucho tiempo desde que Lyall murió, y en ocasiones mi tristeza me alarma. No fue solamente el perder a Lyall lo que me desanimó, sino el terrible sentimiento de que yo sería una carga para mi familia mientras viviera. Por supuesto que los sentimientos eran solamente míos. Nadie en la familia me dio razón para pensar o sentirme de esta forma. Ahora me doy cuenta de que estos pensamientos no fueron racionales.

Para mi gran sorpresa, no emergí gradualmente de mi profundo y negro abismo. Fui sacada de él de improviso.

Fui invitada por «Enfoque a la familia» para participar en un retiro de damas en Palm Springs, California. En otros años había escuchado reportes de amistades sobre la belleza del desierto y el brillante clima soleado. Lyall y yo habíamos pensado que sería divertido planear una escapada a Palm Springs algún día.

Pero ahora Papá se había ido, y yo no deseaba ir. ¿Por qué desearía pasar cuatro días con un grupo maravilloso de mujeres jóvenes que estaban, probablemente, felizmente casadas? Yo las aburriría, y además no deseaba que nadie me viera tan deprimida.

Estoy agradecida por las personas que Dios puso en mi vida durante esos meses tan oscuros. Los ancianos en mi iglesia me decían: «Jean, ya no eres la mujer de hierro. Tienes que permitirnos ayudarte cuando lo necesites». Mis hijas me dijeron con firmeza: «Mamá, insistimos que vayas a Palm Springs a pesar de cómo te sientes. Un cambio de rutina es lo que necesitas en estos momentos». Ellos se aseguraron que entrara en ese avión que se dirigía hacia el sur.

Había mujeres de toda la nación en el retiro. Algunas de ellas las reconocía como invitadas del programa radial. Muchas de las mujeres me conocían de los años de radiodifusión que tuve con el doctor Dobson. Durante la primera reunión se nos pidió que nos identificásemos y dijéramos algo significativo sobre nuestras vidas. Me encontré de improviso abriendo mi corazón y contándoles a las damas que me encontraba en una necesidad desesperada de ayuda. Fue una experiencia muy extraña para mí. Pensé que debía «esconderme» durante el retiro y mantener mis sentimientos dentro de mí. Pero no salió así.

Pronto descubrí que muchas de las mujeres no tenían deseos de venir al retiro y sentían que debían cuidar sus vidas personales. No pasó mucho tiempo antes que las demás se encontrasen compartiendo sus cargas también. La vulnerabilidad y la transparencia definió el tiempo juntas.

Esa semana hubo sanidad en mi corazón. Las reuniones fueron maravillosas, también el compañerismo y el tiempo de oración juntas. El cable carril (funicular) hasta el tope de la montaña, la acogedora vista panorámica debajo de nosotros, la comida deliciosa, el brillante sol y aire tibio del desierto, todo eso jugó un importante papel en mi sanidad. Fue un contraste maravilloso frente a los tristes eventos que habían marcado mi vida durante los dos años anteriores.

Mi familia puede testificar que después de mi oasis en el desierto nunca más volví a caer en ese abismo profundo y negro. He aprendido lecciones sobre reducir la tensión durante los últimos años; cosas que no conocía cuando fui joven. Quizás en los años venideros podré mirar hacia atrás y decir que los años alrededor de la muerte de Lyall estuvieron llenos de crecimiento y madurez. Por ahora simplemente entiendo que hay alegrías que llegan a nosotras solamente a través de las tristezas.

Relajamiento deliberado

Durante mi trabajo clínico aconsejé a personas de todo tipo de vida. Ricos y pobres, grandes ejecutivos y también personas que vivían de la ayuda del gobierno. A través de los años he perdido la cuenta de cuántas veces he escuchado: «No tengo tiempo para relajarme».

Los grandes ejecutivos luchan con un alto nivel de frustración porque demasiadas personas hacen muchas demandas de su tiempo y habilidades. Las amas de casa dicen lo mismo. Aun cuando trabajan frenéticamente los siete días a la semana, no se logra hacer todo. ¡El trabajo *nunca* termina!

Algunas toman sus planeadas vacaciones, pero sus mentes no descansan del trabajo. Las vacaciones son usadas «para hacer más». Ya sea en un país diferente o una atmósfera encantadoramente exótica, están planeando, haciendo llamadas telefónicas, itinerarios y programas. No se puede perder tiempo.

He preguntado a estos ocupados ejecutivos y amas de casa: «¿Cuándo toma tiempo libre de su trabajo?» Una variedad de respuestas me fueron dadas: «Amo lo que hago». Mi trabajo [o mi casa] es mi entretenimiento». «Se siente bien el lograr las cosas y el día salga según lo planeado».

«Pero supongamos que no todo sale según lo planeado», le digo. «¿Entonces qué?»

Saben una cosa, hay un lado poco atractivo de la vida apurada, y nosotros creamos algunas de nuestras propias tensiones. Tengo la corazonada de que la única forma en que algunas de nosotras podemos aprender a relajarnos es sacando tiempo libre a propósito y poniendo nuestro trabajo a un lado. Algunas de nosotras no podemos confiar en que podremos relajarnos de forma natural porque nos sentimos culpables de no ser productivas. Aun cuando obviamente necesitamos descanso, es difícil detener las interrupciones. La tiranía de la urgencia, reina. ¿Cómo lo sé? ¡Porque soy un miembro de ese club!

Siempre he disfrutado el ayudar a los demás. Como consecuencia, mi teléfono está constantemente sonando por causa de las personas en crisis. En años anteriores venía a la casa después de largas horas en el centro de consejería, sólo para contestar más llamadas de emergencia en la noche. La persona que llamaba usualmente estaba desesperada o tenía instintos suicida. Lyall siempre sabía cuándo era una de «esas» llamadas. Fruncía el ceño y hacía todo tipo de señales, pidiéndome que terminara la conversación. Después que colgaba el teléfono, él me decía: «¿Te das cuenta que estuviste en el teléfono por más de una hora? No es justo para ti ni para nosotros. Nunca te zafas del trabajo. ¡Necesitamos poner algunas reglas estrictas por el bien de todos!»

Conel tiempo me di cuenta de que Lyall tenía razón, y aprendí a decir: «No, lo siento; no puedo tomar su llamada ahora». En ocasiones refería a la persona a otra terapeuta. Gracias a la tecnología moderna, ahora tengo una máquina de contestar llamadas que me ayuda a establecer algunos límites.

Amo ayudar a otros. Nunca me molestó trabajar dieciséis horas al día. ¡Ahora que soy mayor, me doy cuenta de que ese estilo de vida no era saludable para mí ni para nadie, pero alguien hubiera tenido que pasar un tiempo difícil tratando de convencerme de esto treinta años atrás! Mirando hacia el pasado, me doy cuenta que perdí muchas oportunidades de amistades. Heather, nuestra hija menor, dice: «¿Sabes algo mamá? Cualquiera tendría que ser muy persistente para ganar tu amistad».

Sus palabras eran ciertas. Yo estaba disponible cuando mis amigas estaban en problemas y necesitaban de un oído que las escuchase, pero no era una amiga de los buenos ratos. Rara vez dejaba las cosas y me iba a algún lugar sin haberlo planeado, sólo por diversión. Y en esto sé que no soy la única.

Una encuesta de la Corporación de los Hoteles Hilton sobre los entretenimientos de los fines de semana confirma mis sospechas. Muchas de nosotras no descansamos en nuestro día libre. El 90% de los trabajadores en la encuesta reportaron el regresar al trabajo exhaustos después del tiempo libre. Los jefes ven la necesidad de relajamiento para sus empleados. Las investigaciones muestran una relación definitiva entre el buen cuidado propio y la producción de trabajo. Algunas compañías demandan que se tome tiempo de vacaciones dentro de un período de tiempo de doce meses. Conozco varias iglesias que insisten en que sus pastores tomen al menos un día libre cada semana, además de las vacaciones anuales. Durante este tiempo ellos no deben realizar ninguna obligación pastoral. Deben alejarse completamente, atendiendo las necesidades personales y de su familia.

Yo entiendo que vivimos en una sociedad que aplaude al adicto al trabajo, pero a la larga el abandonar nuestras vidas personales no es un acto de heroísmo. Nos lleva a quemarnos y sufrir estragos en nuestras familias y nuestro futuro. El doctor Peter Hanson, un especialista en la administración de la tensión, dice que la mayoría de los accidentes ocurren los fines de semana, cuando las personas que ya están cansadas ponen más actividades en su itinerario. Su tesis es que necesitamos llenar nuestros días libres con descanso y relajamiento. Él aconseja abiertamente a sus pacientes: «Usted *debe* consentirse».[74]

El doctor Archibald Hart nos habla de la enseñanza de las Escrituras en cuanto al sábado. Durante los días bíblicos, el sábado era espiritual, profético y físicamente significativo. Un día entre siete era puesto a un lado para un descanso total. Todo el mundo dejaba de trabajar; aun en medio de la cosecha, siendo el tiempo un factor crítico. Separándose completamente de las presiones mundanas del diario vivir, ellos se concentraban en Dios y le permitían alimentar sus almas. Esto era para prepararse mental, física y espiritualmente para la próxima semana. ¿Por qué este ritual tan estricto? Porque Dios creó nuestros cuerpos para tiempos de ardua labor, alternados con períodos de relajamiento. No fuimos diseñados para operar en la quinta velocidad siete días a la semana.[75]

¿Quiere reducir sus tensiones? Encuentre tiempo para detenerse y alejarse de sus responsabilidades. Déle a su cuerpo y a su mente una oportunidad de bajar la velocidad. Hasta Dios descansó después del sexto día de la creación.

Si somos personas naturalmente activas y enfocadas en los logros, tendremos que planear deliberadamente nuestros momentos de descanso. Puede hacerse. Hágase usted mismo un favor al poner tiempos de descanso dentro de su calendario de actividades.

Dehiscencia

Acababa de llegar a casa desde el aeropuerto. Había hecho calor durante mi ausencia, así que corrí a revisar mis plantas en el jardín y el invernadero. *«Bueno, los hermosos helechos de culandrillos sobrevivieron»*, pensé, al examinar de cerca las hojas. Estaba aliviada. Christine, mi nieta, había sido fiel en regarlas.

Luego corrí hasta ver mi pequeño huerto de flores en miniatura, las que habían producido pequeños retoños. ¡No estaban! En vez de los gruesos, verdes y rectos tallos sólo quedaban unos marchitos y torcido pedazos de pajas amarillas. Me doblé para poder ver mejor y noté algunas pequeñas semillas amarillas que aún colgaban de los retorcidos tallos.

De pronto, un recuerdo de mi niñez pasó por mi mente, donde yo estaba de pie con mi botánico padre en el jardín. Estábamos mirando unos pequeños semilleros de vainas gruesas que habían abierto lanzando sus semillas lejos y separadas unas de otras. Papá dijo: «¡Qué maravilloso! Mira, ellos han abierto sus vainas para esparcirlas. Debió haber un gran calor para que esto sucediese».

Había una lección para mí en esta imagen, esa tarde. Entré y busqué mi diccionario, para leer con curiosidad la definición de *dehiscencia*. El Diccionario Anaya de la Lengua dice: «acción de abrirse espontáneamente las anteras de una flor, un fruto o cualquier otro órgano, para liberar su contenido cuando llega el momento oportuno».

«Tal vez hay momentos cuando puedo explotar en forma significativa, como las pequeñas semillas en vainas», pensé para mis adentros, meditando en estas palabras. *«Quizás pueda escoger mi propio tipo de explosión. Puedo "dehiscenar", al igual que las plantas, y esto puede servirme como una salida funcional para las emociones reprimidass».*

He descubierto recientemente una forma en la que puedo explotar a propósito mis sentimientos en la privacidad de mi hogar, sin hacerle daño a nadie. Permitirme llorar desde lo más profundo de mi alma. Es increíble la forma que esto me calma. Las investigaciones han demostrado que las hormonas que se despiden durante el llanto tienen un efecto tranquilizante en nuestros cuerpos. Pienso que es hermoso que nuestro Creador nos haya hecho con un mecanismo dentro de nosotros que reduce la tensión.

He visto cómo un buen llanto alivia la tensión en los niños también. Laura estaba a punto de cumplir los tres años, deseaba hacer algo que no le era permitido. Ella trató la persuasión amistosa, luego algún intento de irse por la tangente para distraer la atención. Después se quejó, y finalmente irrumpió en sollozos de enojo y protesta contra su madre, quien rehusó ceder a su petición. De improviso, en medio de su rabieta, se levantó y dijo: «Me voy a mi cuarto a llorar». Unos momentos más tarde ella le gritó a los adultos en la sala: «¡Cállense! ¡Estoy llorando!» Esto hizo que todos se rieran. Cuatro o cinco minutos más tarde la niña salió de su habitación con su muñeca favorita en brazos. Eso fue todo. Nunca más oímos otra palabra sobre el incidente. Actuó como si no hubiese sucedido nada.

La hermana gemela del llanto es la risa. Estoy sorprendida de los beneficios para la reducción de la tensión que produce una buena risa. Una historia clásica ilustra mi punto.

James, un ejecutivo bien conocido, murió, y su familia se reunió en su casa después del servicio fúnebre. Sus cinco hijos habían venido unos días antes de su muerte, y la casa se había convertido en un lugar de gran actividad. Las personas de la iglesia entraban y salían, trayendo comida y flores. La familia inmediata estaba junta en la habitación delantera, hablando y consolándose unos a otros. Mientras los visitantes traían cosas, se quedaron sorprendidos al escuchar los estruendos de una risa incontenible que salía de la habitación delantera. Los hijos estaban compartiendo historias graciosas de su padre.

James era adorado por su familia, y su muerte fue un golpe muy duro. Los hijos no podían contener su dolor. Ellos lamentaron la pérdida de su amado padre y temían el momento del funeral en público.

Carol, la madre de estos cinco hijos, contó que muchas personas estaban escandalizadas por lo que se pudiera interpretar como un comportamiento inapropiado antes del funeral, pero ella sabía que esta era la única forma en que ellos podían aliviar su dolor antes de enfrentarse a la odisea del servicio fúnebre. La risa sirvió de descarga para sus tensiones de tal forma que ellos pudieron enfrentarse con una de las horas más difíciles de su vida.

Un gran calor para las plantas es como una gran tensión para los humanos. La próxima vez que se sienta sobrecogida con emoción, recuerde la lección de las enredaderas. Dehiscencia. Explote en una forma productiva. Permítase llorar o rompa en risa. Le ayudará.

Ejercicio dedicado

¿Cuáles son las primeras cosas que se nos salen de control cuando estamos llenas de tensión? Los patrones saludables de alimentación, el sueño regular y el ejercicio físico. Parece algo tonto el hablar de la importancia del ejercicio, ya que tantos libros se han escrito sobre el asunto, pero quizás todos nos beneficiemos con este breve recordatorio.

Recientemente recorté algunas frases de un artículo de una revista para que me ayudase a recordar a mantener lo básico. Dice que el ejercicio aumenta su aptitud, ayuda su sistema de inmunidad, reduce la tensión y levanta su ánimo.

Aparentemente los patrones de un buen sueño y ejercicio van de la mano. El doctor Archibald Hart dice: «Las personas que hacen ejercicios duermen mejor porque les ayuda a usar la adrenalina sobrante, desata tensiones musculares, ventila los pulmones y crea una fatiga física que le ayuda a balancear el sueño».[76] Él también afirma que el ejercicio ayuda a aminorar los riesgos de ataque al corazón y eleva nuestro estado de ánimo. Esto es un tremendo empuje en contra del agotamiento.

Desafortunadamente, en nuestra sociedad frenética el agotamiento se está volviendo algo más común, y está afectando tanto a hombres como a mujeres. En el relevante libro *Women's Burn Out* (El agotamiento de las mujeres) los autores instruyen que aquellas de nosotras que estamos sufriendo de agotamiento debemos ir más allá de la fase de pánico y tomar control de nuestros cuerpos. Sugieren fuertes ejercicios aeróbicos, diciendo: «Una vez que usted tiene su cuerpo en movimiento, sus pensamientos, actitudes y sentimientos experimentarán una mejoría».[77] Ellos expresan bien su tesis. Los sentimientos siguen a las acciones. Si esperamos hasta que nos sintamos con ganas de hacer ejercicios, la mayoría de nosotras no los haremos. Necesitamos tomar control de nuestros cuerpos, y con el tiempo los estados de ánimo positivos seguirán.

Los científicos nos dicen porqué fluyen los buenos estados de ánimo. Las investigaciones han documentado los cambios químicos hormonales que ocurren en el cerebro cuando participamos en fuertes ejercicios aeróbicos. La endorfina, que actúa como un elevador natural del estado de ánimo y tranquilizante, se derrama en la corriente sanguínea, dejándonos con un sentimiento de menor depresión y más calma. De acuerdo al doctor James Blumenthal, investigador en la Universidad de Duke, también hay un aumento en el consumo de oxígeno durante los ejercicios, cosa que no ocurre durante los tiempos de tensión mental.[78] Esto probablemente explica el porqué escuchamos a las personas decir: «Tengo la mente clara» después de una vigorosa sesión de ejercicios.

Una palabra de cautela: la vieja regla «todo con moderación» se aplica a los ejercicios también. El hacer demasiados ejercicios puede aumentar nuestra tensión. El correr por puro placer tiene grandes beneficios para reducir la tensión, pero cuando un individuo deja de correr por placer y comienza a esforzarse para competir, el ejercicio ya no sirve para reducir la tensión.[79]

Recuerdo claramente el agotamiento por competir en carreras atléticas entre universidades en el sur de Australia. Siendo un joven de dieciocho años el restringir mis actividades y tener que ir a la cama cada noche a las 10:00 era demoledor. Durante las competencias yo estudiaba, corría, comía y dormía. No había tiempo para ninguna otra cosa. Sin duda mi tensión aumentó en relación con los que me rodeaban.

Permítame expresar mi punto de vista de nuevo. El ejercicio es una forma en la que podemos sacar de nuestros cuerpos la tensión de forma agresiva, pero si unimos el ejercicio a la competencia, es muy probable que perdamos algunos beneficios. Muchos líderes prominentes de la nación reconocen esto y consistentemente hacen ejercicios. Algunos insisten en que sus empleados hagan lo mismo. Los periodistas atraviesan todo tipo de situaciones con tal de capturar fotografías de presidentes que corren con sus guardaespaldas y miembros de su equipo.

Durante muchos años Lyall y yo caminamos. Cuando el tiempo lo permitía, caminábamos afuera, en ocasiones corríamos buscando refugio cuando llovía de improviso. Ya que los inviernos del noroeste son fríos y húmedos, caminábamos nuestros tres kilómetros adentro de un centro de tiendas de la localidad. Papá era siempre muy centrado y no dejaba que las ventanas de exhibición de las tiendas nos distrajeran.

El caminar era una llave a nuestra buena salud, especialmente durante estos últimos años de nuestras vidas. La última década trajo muchas, nuevas y particulares presiones. El caminar nos ayudó a aclarar nuestras mentes y aliviar tensiones. Estoy segura de que eso capacitó a Papá en su habilidad mental también. Durante la semana de su cumpleaños ochenta, Lyall fue invitado a enseñar a un grupo de estudiantes en la Universidad de Oxford, en Inglaterra en el programa de extensión de verano. No me parecía que fuera ni un día mayor de sesenta. Aparte de su conversión al cristianismo, esta fue la mayor experiencia de su vida.

Desde la muerte de Lyall he caminado ocasionalmente por pura disciplina, para aliviar las cargas del dolor. Me ha ayudado a mi estado de ánimo y a mi salud. Él no está aquí para testificar, pero les puedo decir que esas alegres caminatas me dejan sintiéndome un poco menos nerviosa. Aún cuando en ocasiones es un trabajo el comenzar, cuando termino y me quito los zapatos sé que fue de gran valor el hacerlo después de todo.

Lidia con los asuntos sin terminar

Mi hermoso jardín inglés tiene ahora grandes áreas que están llenas de hierbas malas. Todo comenzó cuando Lyall se enfermó y ya no pudo atenderlo. Antes de su cirugía nos poníamos nuestra ropa de trabajo y pasábamos horas juntos sacando esas hierbas malas. Pero durante sus últimos dos años, obligadamente pasamos nuestro tiempo haciendo actividades más apacibles.

Cada vez que miro hacia afuera por la ventana de la cocina me enojo. Las hierbas malas me han estado molestando por muchas semanas, y no puedo deshacerme de esa imagen desagradable. Ciertamente esto es un asunto sin terminar.

El sentido común me dice: «Saca un poco a la vez, y entonces te sentirás mejor». El famoso arquitecto Frank Lloyd Wright enseñó a sus estudiantes a reducir todo sus proyectos a su forma más simple. Sí, sé cómo arreglar el jardín, y pronto me tomaré un tiempo libre para hacerlo.

Asuntos sin terminar; la mayoría de nosotros los tenemos en nuestras vidas. Una amiga mía se quejó en una ocasión de que su hija había comenzado diecisiete proyectos sin terminar ninguno de ellos. Algunos de estos proyectos fueron costosos.

«Ella dice que se siente derrotada e inferior», me explicaba la madre. «Y ahora está culpando que la razón de sus problemas está en el hecho de que vive bajo la sombra de una familia de grandes logros. Ella está siempre a la defensiva. Me siento tensa siempre que estoy alrededor suyo».

Para el tiempo en que mi amiga me contaba esta historia, su hija estaba viendo a un siquiatra. Era triste que esta jovencita no pudiera hacer lo que tan sólo ella podía hacer. Nada iba a cambiar los logros triunfadores de su familia. Continuarían trabajando arduamente y alcanzarían sus metas. Ella necesitaba quitar su atención de ellos y comenzar a tomar control de sí misma.

Los asuntos sin terminar en las relaciones es un terreno fértil para la tensión. No hace mucho tiempo se me pidió que escribiera un artículo para una publicación familiar sobre los hijos y el perdón a los padres. Un incidente por largo tiempo olvidado volvió a mi mente mientras estaba trabajando en ese artículo. Sucedió entre mi madre y yo durante la adolescencia.

Por alguna razón mi madre me regañó. Ella debió haber dicho algo que me hirió profundamente, porque decidí no volverle a hablar nunca más. Extremadamente terca, llevé mi plan a cabo por días. Una tarde mi mamá vino llorando hasta donde yo estaba, y me dijo: «Te pido perdón. Nunca debí haberte dicho esas cosas. Tú no las merecías y me he sentido mal desde entonces». Mi mamá me abrazó y lloró.

Mientras estaba escribiendo el artículo, traté fuertemente de recordar lo que mi mamá había dicho en un principio. Tenía curiosidad de saber qué hacía que una joven de doce años se vengara de esa forma, pero podría creerme si le digo que aún no puedo recordar lo que fue.

Dudo que alguna vez pueda recordar las palabras hirientes de mamá, porque cuando la escuché decir: «Lo siento; por favor, perdóname», el recuerdo fue borrado. Fue como si sus duras palabras hubieran sido arrojadas lejos de mi alcance. La tensión entre nosotras se esfumó, ya que mi mamá y yo lidiamos con nuestro asunto sin terminar. Ninguna de nosotras echó el asunto a un lado, disimulando que no había sucedido. Lo enfrentamos. Estoy agradecida de que ella iniciara la conversación, porque pienso que yo no lo hubiera hecho en esos momentos.

Cuando lidiamos con problemas sin resolver, el enojo y la tensión son descargados, y las cosas pueden quedar atrás. Por supuesto que no es fácil: «Siento haberte herido. Por favor, ¿puedes perdonarme?» La tendencia humana natural es decir: «Estaba en mi perfecto derecho de enojarme y decir lo que sentía. Violaría mis principios si me disculpara por esas palabras». Desafortunadamente, las tendencias humanas no siempre nos llevan a lo que deseamos. En cualquier momento que atacamos y herimos a los demás, también nos violamos a nosotros mismos. Terminamos quedándonos solos, porque a las personas no les gusta estar con aquellos que los atacan verbalmente.

Todos somos humanos, y todos vamos a cometer errores y decir cosas que hieren a los demás. Eso es una realidad. Cuando lo hacemos necesitamos atender la herida que ha sido causada.

Si somos cristianos nos vamos a sentir incómodos hasta que la situación se haya resuelto. El Espíritu Santo nos va a instigar constantemente hacia una reconciliación. Cuando lo hacemos, seguimos, hay una buena oportunidad de que el recuerdo se desvanezca o al menos pierda su agudeza.

Recientemente tuve que lidiar con algunos asuntos sin terminar. Una abogada de gran éxito de Nueva York estaba visitando a su hermana en Seattle. Eran gemelas, y varias veces al año ella viajaba para visitar a su hermana. Eso constituía un buen descanso de la vida extremadamente competitiva que estaba llevando en la firma de abogados en Nueva York. Su última visita a casa fue hace seis meses, cuando estaba enferma, vino para recuperarse. Durante su visita anterior parecía preocupada sobre su falta de salud y los momentos difíciles que se avecinaban para cuando ella regresara al trabajo. Yo le pregunté qué hacía para aliviarse ocasionalmente de su tensión. Perturbada por mi pregunta, me dijo firmemente: «Ya habrá bastante tiempo para divertirme una vez que haya terminado los casos que me apremian».

Yo estaba preocupada por ella, y con gentileza traté de decirle que nadie podía estar saludable si trabajaba todo el tiempo. Le sugerí que merecía más entretenimiento del que se estaba permitiendo tener. Ella se fue y cada cierto tiempo yo oraba por ella.

El mes pasado visitó de nuevo a su hermana. Cuando la saludé, le dije en frente de varias mujeres: «Tú eres la señora que no sabe cómo divertirse. Espero que hayas mejorado esas cosas en tu vida».

Ella me respondió tranquilamente: «Pienso que tiene mucho que ver su definición de diversión».

Entonces le dije que la diversión sería cualquier cosa que la librara de la tensión de su trabajo. Ella se quedó muy callada y no me volvió a dirigir la palabra.

Esa noche me quedé preocupada por lo que había dicho y estaba irritada conmigo misma. Había sido terriblemente impetuosa. *«Esta querida señora necesitaba ánimo, amor y apoyo»*, me dije a mí misma, *«¡no tu rudeza ni los comentarios de desaliento!»*

No podía quitar aquella conversación de mi mente. Cada día que pasaba, el nudo en mi estómago se hacía más fuerte. Tenía que encontrarla y arreglar las cosas.

Afortunadamente, pude arreglar una reunión con ella antes de que se acabase la semana. Le pedí perdón. Fue bueno para ella el escucharme decir esas palabras, pero también fueron importantes para mí. ¡Oh! ¡Qué alivio vino de esos momentos con ella! Ella me perdonó, y esa noche, cuando puse mi cabeza en la almohada y cerré mis ojos, sabía que las cuentas estaban claras. Mi ofensa había sido borrada, y también mi tensión.

Atrévase a consolar

En un retiro de damas de tres días se me pidió que hablase sobre cómo podemos vivir con tensión. Sue, una joven amiga mía, estaba allí, y pidió unos momentos conmigo. Encontramos un par de sillas en un lugar privado, y comenzó a contarme su historia.

—Tengo problemas con mi cuñada que me están comiendo. Nosotras éramos las mejores amigas, y ahora no puedo ni verla. Es difícil, porque ya casi no tengo excusas cuando mi esposo quiere invitarlos a casa.

»Joan y Bill ven la crianza de los hijos de forma muy diferente a nosotros. Francamente, sus hijos son un dolor de cabeza. Cuando vienen a nuestra casa yo trato de controlarme lo mejor posible, pero créame que es difícil. Tengo que obligarme a mantener mi boca cerrada.

»La semana pasada Joan me dijo que estábamos arruinando a nuestros hijos por ser tan estrictos con ellos. Me dijo que estoy siguiendo ciegamente los métodos de crianza anticuada de mis padres, y que los buenos modales que les enseñamos a los niños no son naturales pero sí ridículos. Pero nuestros hijos disfrutan estas enseñanzas y se divierten mucho actuando qué cosa *no* hacer en ciertas situaciones.

—¿Qué opina sobre lo que ella dice? —le pregunté.

—Jean, yo no estoy de acuerdo con ella. Nosotros escuchamos a "Enfoque a la Familia" y seguimos los principios modernos de crianza de los hijos que el doctor Dobson indica. Nadie más piensa que somos demasiado estrictos. Me molesta su crítica chismosa. Pienso que la irrita que el resto de la familia alabe a nuestros hijos y no diga nada sobre sus tres hijos malcriados. Nadie quiere que ellos los visiten en las reuniones familiares. Se está acercando el tiempo de las fiestas, y no sé qué hacer.

Ella hizo una pausa, se acomodó en el asiento, y continuó.

»Usted me ha hecho consciente de mi necesidad de enfrentarme a mi enojo. Este problema está constantemente en mi pensamiento; no puedo zafarme de él. Hay tres reuniones familiares en fin de año, y pienso que podemos excusarnos de todas ellas, pero eso no sería justo para nosotros. Yo no quiero dejar de estar con el resto de la familia sólo porque ellos están allí.

Estuve de acuerdo con Sue que algo tenía que hacerse, ya que las cosas con el tiempo estaban poniéndose peor. El no hacer algo estaba creando más tensión. Tal parecía que valía la pena tomar el riesgo de enfrentar a su cuñada. Aún cuando la confrontación no la llevara a los resultados deseados, el enfrentarse a la fuente de su tensión le traería alivio.

La idea de hablar abiertamente con Joan atemorizaba a Sue. Ella, por naturaleza, evadía las confrontaciones y estaba preocupada de que su esposo la culpase de causar problemas en la familia. Sin saber cómo enfrentarse, me pidió mi opinión acerca de qué debía decir.

Todas nosotras estábamos de acuerdo en que Sue se encontraba en una situación difícil. Las cosas podían ir de mal en peor. Ella necesitaba tratar el asunto con mucha delicadeza y oración, sabiendo que su decisión afectaría a todo el grupo. Yo compartí algunos pensamientos con ella.

—Quizás podrías llamar por teléfono a tu cuñada y pedirle que se encontrara contigo en un restaurante conveniente para ambas. El terreno neutral es la meta. Trata el asunto poniéndote a ti misma en la silla de los acusados. Podrías decir algo como: "Joan, me estoy sintiendo muy tensa sobre algo que sólo tú puedes entender. Quizás estoy reaccionando demasiado, pero pienso que me sentiría mejor si comparto mis sentimientos contigo. Varios miembros de la familia me han dicho que has criticado la forma en que crío a mis hijos. Tú me dijiste recientemente que pensabas que éramos muy estrictos. Nuestros hijos escucharon lo que dijiste a través de sus primos y se sintieron criticados.

»"Joan, me siento herida, porque nuestra relación es importante para mí. Deseo que disfrutemos la amistad que teníamos antes de que empezara todo esto. Desde que nos convertimos en familia, tú has sido mi amiga, y ahora me estoy sintiendo mal sobre nuestra amistad. ¿Podrías ayudarme a resolver mi problema?"

Continué diciéndole a Sue de que no había garantías de que la confrontación tuviese un final feliz. Ella no podía predecir el resultado o controlar la respuesta de Joan. Le expliqué cuatro posibilidades del resultado que se me ocurrieron.

—Sue, puede que haya un final feliz para tu historia. Quizás Joan se conmueva con tu sinceridad y admita su error. Puede que ella esté arrepentida de haberte herido y acceda a hablar sólo contigo cuando tus ideas le molesten. Uno nunca sabe; es posible que ella desee escuchar tus ideas en cuanto a cómo criar los hijos.

»Sin embargo, las cosas podrían tener un final negativo. Ella puede acusarte de exageración y decirte que tiene el derecho de criticarte, diciendo que tú creaste el problema en tu propia mente. O puede decir que otros exageraron sus comentarios para causar problemas, ya que ella tiene ideas diferentes sobre cómo criar a los hijos. Puede ofenderse, salir caminando abruptamente del restaurante, y decir que la amistad ha terminado. Si ella se vuelve tu enemiga, la relación de tu esposo con su hermano va a ser definitivamente afectada.

Cuando terminó el retiro, Sue siguió su camino y yo el mío. Algún tiempo después, en otra reunión de mujeres, ella me buscó para contarme el fin de la historia. Yo recordaba la situación muy bien y estaba deseosa de escuchar el desenlace.

—Oh, Jean, ¡no va a creer lo que sucedió! —me dijo con alegría. Podía adivinar por su semblante que las noticias eran buenas.

»Después del retiro fui a mi casa y hablé con mi esposo sobre Joan. Le dije que deseaba arriesgarme y hablar con honestidad con ella, aunque no había forma de predecir los resultados. Le compartí las advertencias que usted me dijo, y él estaba absolutamente maravillado. Me dijo que él confiaba en mi buen juicio y que mis sentimientos eran lo más importante para él. Su apoyo significó mucho para mí.

»Seguí sus sugerencias. No podía creer lo que sucedió. Joan rompió en lágrimas. ¡Allí mismo en el restaurante! Ella me dijo que envidiaba el éxito que teníamos con nuestros hijos. Aparentemente el resto de la familia no había tenido pelos en la lengua para decirle que a ellos no le gustaba estar alrededor de sus hijos. Ella deseaba venir a nosotros por ayuda, pero no quería admitir que sus hijos estaban fuera de control. Ella y su esposo habían hablado de venir a preguntarnos cómo hacer cambios como padres, pero no lo habían hecho aún. Jean, ella estaba verdaderamente arrepentida de haberme ofendido, y me pidió que nunca desistiera de nuestra amistad. Inclusive me dijo que me necesitaba».

¡Upaaaa! Ese es el tipo de historia que me gusta escuchar. Con honestidad, yo no hubiera podido predecir ese resultado. Parecía demasiado bueno para ser verdad. Sin embargo, Sue nunca hubiera llegado a ese punto de restauración si no se hubiera atrevido a confrontar.

Desarrolle empatía

Ellos parecían una pareja agradable que deseaba consejo sobre las discusiones de sus hijos. Cuando les pedí que me describieran una escena de su estilo de vida en el hogar, la señora Shaw me sorprendió con su respuesta. Con cierta franqueza me dijo:

—Es desordenada y sucia. Los platos se amontonan en el fregadero y la mesa de la cocina, y las cosas están tiradas en el suelo en cada cuarto.

Parecía extraño de que ella estuviese tan despreocupada sobre el desorden en su casa. La mayoría de las mujeres racionalizan sus desórdenes, culpando a los hijos o su ocupada agenda. Ella no hizo nada de eso.

El esposo estuvo de acuerdo en que su esposa no era una buena administradora y también mencionó la pila de platos acumulados en la cocina. Él también dijo que había sido criado por padres muy cuidadosos, e insistían en que él viviera de acuerdo a sus altos principios.

Cuando le pregunté al señor Shaw cómo se sentía en cuanto a su matrimonio, él me dijo que era feliz con su esposa pero que odiaba el griterío causado por las discusiones de los hijos. Yo estaba sorprendida por la aceptación de la deficiencia de su esposa. Considerando las cosas, pensé, *«He aquí a un hombre que fue criado por padres meticulosos, y que me está diciendo, sin una gota de enojo, que su esposa es una terrible ama de casa».*

No tenía sentido. Otros hombres que había tenido en mi oficina tenían sentimientos muy fuertes sobre el desorden en el hogar. Mis investigaciones en 150 parejas matrimoniales confirmaba eso, también. El mantener desordenada la casa era considerado el enemigo número uno de un matrimonio feliz. Para mi propia curiosidad, exploré esto más a fondo.

La próxima semana, cuando el señor Shaw habló conmigo a solas, le dije:

—Señor Shaw, estoy confundida sobre la forma que describe cómo su esposa cuida la casa, especialmente a la luz de su crianza. Cuando su esposa se rió sobre el alto concepto del orden de sus padres, y al mismo tiempo se refirió a sí misma como desordenada, usted se rió también. No tiene sentido de que no le moleste las diferencias en los estilos de vida.

Nunca olvidaré su respuesta.

—En realidad, yo la comprendo. Si yo hubiera tenido la crianza que ella tuvo, le aseguro que no sería mejor. Ella fue criada en un chiquero y no fue enseñada a ser organizada como yo. No es difícil tener en cuenta sus excusas cuando pienso en su crianza. Trato de ayudarla siempre que puedo.

Ella probablemente mejorará con el tiempo. Además, tiene tres hijos que cuidar, y las discusiones entre los hijos la agotan.

Recuerdo haber pensado: *«He aquí un hermoso ejemplo de empatía que permite que el matrimonio continúe».* Otras parejas hubieran dicho: «Nuestro pasado es tan diferente que nunca lo lograremos», pero el señor Shaw escogió ver las cosas de manera diferente.

¿Puede entender cómo se relacionan la empatía y los bajos niveles de enojo? La empatía es la habilidad de reconocer y apreciar la motivación de la otra persona, la habilidad de identificarse con otra persona y al mismo tiempo de ser diferente a ella.[80] La empatía y la simpatía no son sinónimos. La simpatía es un sentimiento de compasión por otra persona sin un entendimiento de la motivación detrás de una acción en particular. La empatía incluye ambos sentimientos, de compasión y comprensión de la motivación involucrada. Cuando siento empatía por alguien, realmente tomo el lugar de la otra persona e interpreto su comportamiento en el contexto de su experiencia, su historia y su crianza. Esta es la forma en que el señor Shaw se relacionaba con su esposa. Al hacerlo, su enojo sobre el desorden en su casa era mínimo.

Jane es otra paciente que sentía empatía por su esposo. La joven pareja vivía en una pequeña casa de campo, situada en una gran propiedad donde caía abundante nieve cada año. Los dos caminos que llevaban a la casa necesitaban ser diariamente despejados para poder caminar en ellos, y así salir y entrar a la casa.

Jane era un ama de casa meticulosa. Una tarde ella pasó varias horas encerando el piso de cerámica, mientras su esposo estaba afuera caminando en el bosque. Mientras él se acercaba a la puerta de entrada con sus grandes botas cubiertas de fango y nieve, Jane gritó desde la cocina:

—¡John, no entres en la casa con esas botas llenas de lodo. Quítatelas afuera. Acabo de encerar el piso!

Apenas había acabado su frase cuando John entró corriendo a la cocina, con sus botas llenas de fango y su rostro lleno de enojo. Gritó con toda sus fuerzas:

—¡Jane, no te atrevas a gritarme nuevamente de esa forma!

Jane no podía creer lo que estaba escuchando. Ella pensó que había hecho una petición muy corriente. John era usualmente exigente y le gustaba mantener las cosas limpias, así que su reacción la tomó completamente de sorpresa. ¿Por qué estaba tan mal humorado? Mientras estábamos conversando, ella pudo contestar su propia pregunta.

—Cuando John estaba creciendo, su madre era muy capaz, pero dominante en una forma muy sutil. Todo el mundo sabía que ella era quien llevaba los pantalones en la familia y tomaba las decisiones importantes. John era un niño callado y fácil de criar, pero durante sus años de adolescencia él se rebeló a la forma en que su madre controlaba su vida. Ella le dijo a sus amigos que él había nacido para ser un misionero y que planeaba darle el mejor entrenamiento posible. Le dijo a John que desde el momento de su concepción había sido dedicado a Dios para la obra misionera en el extranjero. John nunca le dijo nada, pero decidió por sí solo estudiar administración de empresas en una gran universidad secular. Esto fue una gran sorpresa y una desilusión para su madre.

Jane vio el cuadro. Durante la niñez, John guardó sus sentimiento y nunca le contestó a sus padres. Ya de adulto él aún guardaba su enojo bien cubierto hacia su madre dominante. Cuando él escuchó las palabras: «No entres en la casa con las botas llenas de lodo», él no escuchó a Jane; escuchó a su madre dándole órdenes.

La empatía de Jane le permitió mantenerse en calma sobre el incidente. Ella se dio cuenta de que el exabrupto no estaba dirigido hacia ella al fin de cuentas, se hizo a un lado del enojo del esosos y pudo separarse del incidente. Ella fue el gatillo, no la causa. Por causa de su empatía el conflicto tuvo corta duración. Después de un tiempo, la ira de John fue bajando y pudieron hablar sobre lo que estaba sucediendo entre ellos.

Mientras reflexiono en casi cuarenta años de trabajo clínico, puedo notar algunas similitudes entre las personas que están crónicamente tensas. Rara vez ellas escuchan a la otra persona. Tienden a ser impacientes, no desean tomar el tiempo para ser completamente informadas sobre cómo los otros ven las cosas. Interrumpen y terminan las oraciones, llegan a conclusiones equivocadas porque no escuchan con todas sus facultades. Siempre están tratando de hacer tres o cuatro cosas a la vez; rara vez se pueden concentrar en el tema que tienen por delante. Sus mentes distraídas cierran la oportunidad de desarrollar compasión. Desafortunadamente, las personas tensas viven en un constante estado de enojo porque no entienden por qué otros dicen lo que dicen o hacen lo que hacen.

La empatía puede apagar el fuego y calmar las relaciones violentas. Cuando entendemos cuál es el porqué detrás de la reacción de alguien, el estímulo negativo original que produce la tensión puede ser cancelado. Esto me sucedió unos años atrás.

Vi a una señora mayor en nuestra iglesia, estaba sola, de pie junto a la puerta. La había visto antes, pero no podía recordar su nombre. Yo apenas empezaba a asistir a esta iglesia por lo que aún me encontraba tratando de saber quién era quién. Me dirigí hacia ella y le dije:

—No creo que la conozca; deseo presentarme.

Ella me miró con firmeza y me respondió:

—Por supuesto que me conoce muy bien. ¡Usted es una maleducada!

¡Me sentí terrible! Me alejé pensando que ella tenía mal carácter, y sus comentarios estaban fuera de lugar. Decidí evadirla en el futuro.

Más tarde le pregunté a alguien quién era ella, y luego hablé con su nuera sobre el incidente. ¡Qué bueno que lo hice! Ella me permitió ver el dolor detrás de su exabrupto.

—Oh señora Lush, si usted supiera la historia de su vida, entendería. Su esposo era un líder prominente en la iglesia, y ella vivía bajo su sombra. Cuando estaban criando a su familia, ella pasó noche tras noche en la casa, sola, con los niños, mientras él iba a la iglesia y se pasaba de una actividad en otra. Fue dejada fuera de todo. Él ahora está retirado, muy saludable y activo. La salud de ella es pobre, así que nada ha cambiado.

»Ella hizo tremendos sacrificios por su familia sin ningún reconocimiento, especialmente de parte del esposo. Años atrás perdió de forma trágica a su hijo y no ha sido la misma desde entonces. Así que cuando usted se acercó y le dijo que no la conocía, el libreto de su vida estaba siendo actuado de nuevo. Ella recuerda que le habló a su esposo en varias ocasiones, y sin embargo usted nunca la notó.

Esa conversación cambió mi actitud en menos de cinco minutos. El comprender su dolor hizo difícil que yo estuviese enojada. La próxima semana, en vez de evadirla, me esforcé por ser amigable con ella. Cuando la vi en la iglesia me disculpé por no reconocerla el domingo anterior. Le dije:

—Jane, siento mucho lo que dije la semana pasada. Sentía deseos de darme un bofetón después que hablé con usted. Por supuesto que sé quién es usted. He escuchado a los miembros de la iglesia comentar sobre las excelentes enseñanzas bíblicas que da. En ocasiones me confundo porque esta iglesia es tan grande y hay muchas personas —ese fue el comienzo de un diálogo que continuó hasta que ella murió.

Las investigaciones que se especializan en el estudio de la naturaleza humana dicen que la empatía es sicogenética, queriendo decir esto que, en buen grado, en ciertas personalidades puede ser una característica innata. La habilidad de ser empático puede ser determinada, en parte, por herencia.

Sin embargo, las investigaciones también dicen que es posible para cualquier persona el desarrollarla.[81]

Estoy de acuerdo con sus conclusiones. Inclusive he visto a personas que por naturaleza están absortas en sí mismas y tienen falta de sensibilidad, pero aprendan a ser empáticas. Es posible, y la mayoría de nosotros podemos mejorar en esta área.

Si deseamos desarrollar empatía debemos examinar nuestras habilidades de escuchar. El escuchar bien requiere esfuerzo y determinación; es mucho más fácil interrumpir la conversación con consejos o contar nuestras propias experiencias. El especialista de corazón, doctor Redford Williams, lo dice muy bien: «Cuando usted interrumpe a alguien durante su conversación, le manda el mensaje de que sus ideas son más importantes que lo que él o ella está diciendo. Aprenda a escuchar. Oblíguese a mantener silencio hasta que ellos hayan terminado. Una postura de atención también le mandará el mensaje a la otra persona: «Te valoro a ti y a tus ideas».[82]

Los prerrequisitos para la empatía son una boca cerrada y oídos abiertos. A medida que escuche, trate de usar todas sus facultades. Estudie no sólo las palabras que son dichas, sino también el tono de voz y el lenguaje del cuerpo de la persona que está hablando. Trate de ponerse en sus zapatos y comprender su mundo. Su empatía será un don para los demás y una forma en la que puede depender para reducir sus tensiones. Simplemente ponga en práctica: «..sea pronto para oír, tardo para hablar, tardo para airarse» (Santiago 1:19). Los resultados serán valiosos.

Excave por bendiciones

Recientemente recibí una llamada telefónica de Oklahoma. Una vieja amiga se identificó y me dijo:

—Acabo de recibir la noticia de que Lyall murió la primavera pasada. Han pasado exactamente diez años desde que mi esposo fue asesinado. Sólo tengo una cosa que compartir contigo: conocerás a Dios como nunca lo has conocido.

Mientras trataba de controlar una oleada de llanto, le dije:
—Sí, Evelyn. Lo sé.

Aun durante mis momentos más desalentadores, pude sentir el amor de Dios por mí. En las oscuras horas antes del amanecer rogaba por la fuerza divina para que me sostuviese cada día. Todo el dominio propio que tenía naturalmente y el estoicismo habían fracasado. Aún ahora debo controlar mis lágrimas. Es más, cuando mi amado primer nieto murió de cáncer a los siete años, me mantuve con los ojos secos mientras me desintegraba por dentro. Durante años endurecí mis sentimientos hacia los niños pequeños que cruzaban mi camino.

Las cosas son diferentes ahora. Lloro a diario, pensando si la vida volverá a traer gozo. Sin embargo, estoy muy consciente que Dios está conmigo. Con el tiempo, veré sus bendiciones.

Creo que muchas de las mayores bendiciones de la vida vienen envueltas en papel de lucha. El desenvolver esas bendiciones toma tiempo. Es un proceso que consiste de varias fases.

En la primera fase sentimos pánico. La vida nos trae un paquete inesperado a nuestra puerta, y no nos gusta lo que encontramos adentro. (El enojo, la confusión y el dolor se afianzan.) Un terrible sentido de desesperación nos acecha. Nos preguntamos: «¿Podremos sobrevivir al dolor? ¿Me habrá abandonado Dios?»

Entonces viene la fase de resistencia. Un estado crónico de tensión nos deja sintiéndonos sobrecogidos. Deseamos levantarnos sobre las olas de emociones, pero algo nos mantiene por debajo de ellas. Cada cierto tiempo tomamos una bocanada de aire y las aguas se calman, pero pronto las olas y el viento vuelven a soplar y regresamos a lo profundo de nuevo.

«¿No sabe acaso Dios que he tenido suficiente? Ya no puedo resistir más». En esta fase, simplemente sobrevivimos.

Finalmente, entramos en la fase de renovación, recuperación, restauración, recreación, refresco, crecimiento; la sanidad de nuestras almas, la altura de nuestros poderes. Podemos sentir las bendiciones.

Aquellos que han ido delante de nosotros conocieron de estas bendiciones. Jorge Müller, un hombre de tremenda fe, fundó en Inglaterra algunos de los orfanatos más famosos del mundo. Su nombre nunca será olvidado. Cuando uno de sus admiradores le preguntó cómo había desarrollado una fe tan grande, él respondió: «La única forma de conocer una fe tan grande es el sufrir grandes tribulaciones. He conocido la fe al mantenerme firme a pesar de las pruebas».

Otra gran figura de fe que ha influido grandemente en mi vida fue Madame Guyón, de Francia. Durante una niñez privilegiada y feliz, ella fue honrada por su inteligencia y hermosura en la corte del Rey Luis XIV. Según lo demandaba la costumbre del día, los padres de Madame Guyón hicieron arreglos para casarla. El hombre que escogieron era veinte años mayor que ella. Incapaz de sentir amor por él, ella escribió en sus memorias: «Tan pronto como llegué a mi casa con mi flamante esposo, comprendí claramente que para mí sería una casa de tristeza».

La rica suegra de Madame Guyón vivía con los recién casados y dominaba la casa. Su esposo se sometía mansamente al dominio de su madre y las persecuciones de su nueva esposa. Ellos no le permitían que Madame Guyón criase a sus propios hijos en su fe en Cristo. Fue echada a un lado como la hereje de la familia.

En los últimos años de su vida, Madame Guyón fue liberada de la tiranía de su familia. Cuando viajaba a través de Francia, ella enseñó sobre el amor de Dios en los círculos altamente sofisticados. Esta mujer se convirtió en una aristócrata del siglo XVII y jugó un importante papel en la historia de Francia.

En mis momentos de mayor desesperación, yo desprecio el dolor de este mundo. Me enoja. Me quita la energía y el deseo de vivir. Estoy aprendiendo, sin embargo, que si excavo lo suficiente, siempre encontraré el bien. En algún lugar hay tesoros de bendiciones para ser descubiertos.

El salmista nos habla sobre el excavar las bendiciones en el desierto de la vida: «Bienaventurado el hombre que tiene en ti sus fuerzas, en cuyo corazón están tus caminos. Atravesando el valle de lágrimas lo cambian en fuente, cuando la lluvia llena los estanques. Irán de poder en poder...» (Salmo 84:5-7).

El valle de lágrimas estaba seco; un lugar triste, sin lluvia natural. Cuando los peregrinos viajaron a través de este valle, excavaron en el terreno para encontrar fuentes de agua subterráneas. Las nuevas fuentes se convirtieron en bendición para el cansado viajero y todos aquellos que más tarde siguieron el mismo camino.

Todos nosotros tenemos momentos cuando la vida nos lleva a terrenos áridos. La escena está vacía de color y belleza. El gran calor y el viento tornan la vida insoportable. Luchamos y luchamos, pero en medio de nuestra tormenta del desierto, hay una fuente de bendición. Lo que Jesús le prometió a la mujer en el pozo Él nos lo promete a nosotros también: «Mas el que bebiere del agua que yo le daré, no tendrá sed jamás; sino que el agua que yo le daré será en él una fuente de agua que salte para vida eterna». (Juan 4:14). Él no tan sólo desea apagar nuestra sed, sino que también desea transformar nuestra tierra árida y llena de grietas en conductos donde los ríos de su poder sanador pueda correr para regar a otras almas sedientas y desnudas. Ese es el tipo de bendición que yo deseo recibir.

19

No mires atrás

Son las 5:30 de la mañana. Afuera de la ventana puedo ver la niebla cubriendo los árboles. Este era uno de los momentos del día favoritos para Lyall. Él usualmente brincaba de la cama y corría al jardín para observar el rocío moverse de un lado a otro en los gigantes abetos que rodean nuestra casa. «¡Jean, tienes que venir conmigo para contemplar este panorama espectacular!», me decía. Juntos observábamos salir el sol lentamente sobre el verdor, derramando su resplandor a través del revoloteo del rocío. En varias ocasiones durante su mortal enfermedad le escuché decir: «Mi mejor cuadro está por venir. Voy a pintar un cuadro de nuestro jardín inglés, como Monet». Siempre estaba mirando hacia el futuro.

Lyall tenía la costumbre de mantener su vista delante y no mirar hacia atrás; no le gustaba meditar en el pasado a menos que fuese sobre momentos felices. ¡Oh! ¡Él tenía tanta razón como cualquier persona de guardar resentimientos del pasado! Había sufrido serias injusticias. Algunos de estos momentos dolorosos fueron el resultado de su ingenua confianza en las personas. A pesar de su ingenio, él tuvo mal juicio en algunas aventuras de negocios y el precio fue extremo.

No importa lo que sucediera, Lyall nunca guardaba rencor. Él se rehusaba a que el fracaso y los desencantos lo mantuvieran deprimido. Siempre era el primero en decir: «Es tiempo de soltar las cosas y dejar que Dios tome control».

Creo que esto es lo que mantuvo a Lyall despreocupado y sonriente. Él escogió ver el lado positivo de la vida. Una noche recibimos las noticias de que habíamos sufrido un tremendo golpe financiero. Lo primero que dijo fue: «Bueno, hay una cosa en mi vida en la que he tenido gran éxito: mi matrimonio». Lyall vivía las palabras que fueron dichas durante la ceremonia de bodas del príncipe Carlos y la princesa Diana: «Que cada uno de ustedes haga resaltar en el otro aquello que de otra forma nunca hubiera podido ser».

Era agradable estar casada con un hombre que no miraba atrás. Me hubiera gustado que se me hubiera pegado más de esta cualidad. El mirar atrás ha sido algo con lo que he luchado la mayor parte de mi vida. Estoy segura de que no soy la única que ha escuchado las puertas cerrarse tras de sí. La vida tiene su forma de guiarnos hacia prisiones: de mala salud, hermanos que son mejores que nosotras, padres desamorados, un matrimonio que no resultó como esperábamos, bebés enfermos. Todos hemos quedado prisioneros en algún momento.

Pablo conoció sobre las prisiones en forma personal, aunque estoy segura de que la experiencia vino como algo sorpresivo. Dios le había pedido que llevase un mensaje a las naciones de los gentiles. Pablo tenía un gran sentido de aventura y estaba deseoso de llevar el mensaje del amor de Dios al fin del mundo. Con un celo descontrolado, él comenzó sus viajes, pero los judíos militantes que se le oponían en sus esfuerzos lo echaron en la cárcel. La historia nos cuenta que fue encerrado en un calabozo por dos años, encadenado a la guardia romana veinticuatro horas al día.

Un día libre; el otro, encarcelado. Pablo no tenía idea que las cadenas iban a ser parte del plan de Dios. Pies doloridos, quizás, pero nunca encadenados.

Es curioso cómo estas cadenas jugaron su papel para llevar a cabo el plan de Dios. Mientras Pablo estaba en prisión lo visitaron personas de lejanas tierras. Le llevaron regalos que no pueden ser comprados con dinero: oídos dispuestos y corazones hambrientos. Cuando las puertas de la prisión se cerraron detrás de ellos, estos visitantes llevaron el mensaje de Pablo a través del Imperio Romano, tan lejos como Galia y España.

Los visitantes no fueron los únicos que ayudaron a Pablo a facilitar el plan de Dios. Los guardias pretorianos a los cuales estaba encadenado también tomaron un papel clave. Los historiadores nos cuentan que había nueve divisiones de mil hombres cada una que servían como guardas pretorianos. En todo tiempo una de estas compañías estaba en el palacio.

Las divisiones eran rotadas constantemente de una tarea a la otra. Algunos guardaban prisioneros políticos como Pablo, mientras que otros protegían al emperador en el palacio. Algunas divisiones eran enviadas a través de órdenes especiales a los confines del imperio. Las rotaciones cortas impedían que los soldados desarrollaran relaciones personales que interfiriesen con sus obligaciones.

Los guardas trabajaban seis horas en cada turno. Cada día, cuatro turnos de soldados se encadenaban y se desencadenaban a las cadenas de Pablo. Nuevas compañías entraban cada semana. Esto significa que Pablo tuvo cuatro guardas diferentes cada día que eran una «audiencia cautiva». Eso es 28 personas a la semana, 112 guardas al mes, más de 1.300 soldados al año. ¡En dos años muchas personas escucharon el mensaje del amor de Dios! Esto ni siquiera incluye los visitantes que llevaron el mensaje de Pablo afuera de las paredes de la prisión.

Mucho antes de su encarcelamiento, Pablo escribió una carta a los nuevos y valientes cristianos en Roma, animándolos en su fe. Esta carta, conocida hoy día como *La Epístola a los Romanos*, es registrada en el Nuevo Testamento. Pablo le dijo a los Romanos que añoraba visitarlos, para animarlos en su crecimiento espiritual. Años más tarde su deseo fue cumplido, pero fue necesario un encarcelamiento.

Durante los dos años que Pablo estuvo en ese calabozo oscuro y frío escribió una carta a la iglesia de Filipos. En su saludo él dice:

> *Deseo que sepan esto, mis amados hermanos: Todo lo que me ha sucedido aquí ha sido de gran ayuda para la predicación de las Buenas Nuevas concernientes a Cristo. Porque todo el mundo alrededor, incluyendo todos los soldados en los calabozos, saben que estoy en cadenas simplemente por ser cristiano. ¡Y por causa de mis prisiones, muchos de los cristianos aquí parecen haber perdido su temor a las cadenas! De alguna forma mi paciencia ha animado a aquellos y han venido a ser más y más osados en hablarle a otros de Cristo.*

Filipenses 1:12-14, traducción libre.

Nada de «¡pobrecito yo!». Nada de tenerse lástima. Él siguió mirando hacia adelante.

Él dice: «Olvidando ciertamente lo que queda atrás, y extendiéndome a lo que está delante, prosigo a la meta».[83] Fue una perspectiva futurista, una decisión diaria, una decisión de cada hora.

He aprendido que vivo en un estado crónico de tensión cuando me aferro al pasado y me culpo a mí y a otros por lo que fue o es. Al mirar al pasado encuentro algo que sí haría diferente: no gastaría tanta energía luchando contra lo que no puedo cambiar. En muchas ocasiones me rebelé cuando debí haber cedido. Otras personas rara vez notaron esto, pero yo conocía mi corazón.

Pablo nos dice que esta vida es como una carrera, una analogía irónica, viniendo de un hombre que estaba limitado a unos pocos pasos al día. No podemos correr nuestra carrera si estamos cargados por el pasado. Mi enojo sobre mi pérdida era como una piedra de molino alrededor de mi cuello. Me detuvo por completo; especialmente mientras crecía. Fue solamente a través de ceder y mirar adelante que se rompieron las cuerdas en las que se asía esa piedra de molino. Finalmente fui libre. ¡Cuánto hubiera deseado haber tomado esas decisiones varios años antes!

En vez de fracaso, la experiencia de la prisión de Pablo se convirtió en la antesala de Dios para el éxito. Los propósito de Dios fueron cumplidos en esas celdas confinadas; el confinamiento fomentó el refinamiento. Es una paradoja, ¿verdad? Del crisol del sufrimiento y la contrición salieron los mayores logros que tuvo Pablo.

Tengo la corazonada de que Pablo sabía que su mensaje estaba llegando más allá de su celda. Estoy segura de que escuchó que las personas en los confines del imperio estaban comentando las nuevas de Cristo. Estoy segura de que cuando él murió en Roma, una ciudad que nunca vio, él y el Señor sonrieron. Misión cumplida, llamado terminado, carrera ganada, aun con esas viejas y herrumbradas cadenas alrededor de los tobillos.

Ese es Dios. Él no está intimidado o limitado por nuestras paredes de prisión. Nosotros podemos estarlo, pero Él no. Él marcha derecho a nuestras celdas que nos aprisionan en la vida y dice: «Aun en los confines de este temeroso calabozo, mi plan para tu vida será cumplido. No hay regreso. Yo terminaré mi buena obra en ti».

Yo tengo un destino. Usted también tiene uno. Permitamos que Lyall y Pablo nos contagien. Deje descansar al pasado; mire hacia adelante; sueñe grandes sueños; busque el tesoro. Corra para ganar, aun cuando las cadenas estén sonando detrás de usted.

Notas

1. "Too Much Stress Burns Out Brain Cells", *Everett Herald, mayo 7, 1990, p.1.*
2. *Webster's Third International Dictionary,* vol. 3 (Chicago: William Benton, 1966), p. 2260.
3. *Webster's New Collegiate Dictionary* (Springfield, MA: Merriam-Webster, 1956), p. 838.
4. Redford Williams, *The Trusting Heart: Great News About Type A Behavior* (New York: Random House, 1989), p. 76.
5. Cited in Archibald D. Hart, *Adrenalin and Stress* (Dallas: Word Publishing, 1988), pp. 29, 30.
6. Ibid., p. 213.
7. S.I.McMillen, *None of These Diseases* (Old Tappan, NJ: Fleming H. Revell Co., 1979), p. 97.
8. Spurgeon O. English and Stuart M. Finch, *Introduction to Psychiatry* (New York: W.W. Norton and Co., 1957), p. 21.
9. Otto Fenichel, *The Psycholanalytic Theory of Neurosis* (New York: W.W.Norton and Co., 1945), pp. 391, 512.
10. English and Finch, p. 19.
11. Frank B. Minirth and Paul D. Meier, *Happiness Is a Choice* (Grand Rapids, MI: Baker Book House, 1978), p. 150.
12. Citado por Alexandra Stoddard en, "Seven Steps to Self Esteem", *McCall's* (Mayo 1991), p. 144.
13. Sandra Aldrich, entrevista, enero 1992.
14. Pam Vredevelt, *Empty Arms: Emotional Support for Those Who Have Suffered Miscarriage or Stillbirth* (Eugene, OR: Multinomah Press, 1984), pp. 9, 19, 23, 122-124.
15. Aldrich, op. cit.
16. Neta Jackson, entrevista, enero 1992.
17. Liz Gill, "Why Crying Is Good for the Soul", *New Ideas* (marzo 1990), p.42.
18. Michelle Morris, "What Causes Stress, What Does Not" *McCall's* (marzo 1991), p. 74.

19. Material en páginas 92-96 es de Jean Lush, *Mother and Sons: Raising Boys to Be Men* (Old Tappan, NJ: Fleming H. Revell Co., 1988), pp. 126-128, 130-131.
20. Louise Bates Ames, *He Hit Me First* (New York: Red Dembner Enterprises, 1982), p. 18.
21. Lush, pp. 46-48.
22. Margaret Mack, entrevista, enero 1992.
23. S.L.Israel, *Diagnosis and Treatment of Menstrual Disorders and Sterility* (New York: Paul S. Hoever, 1959), p. 176.
24. Material en páginas 109-117 es tomado de Lush, pp. 155-163.
25. Michael O'Hara y Jane Engeldinger, "Postpartum Mood Disorders: Detection and Prevention", *The Female Patient, Practical Ob/Gyn Medicine* (Junio 1989): 14:6.
26. Dr. David Lush, entrevista, enero 1992.
27. O'Hara y Engeldinger, p. 23.
28. Larraine Dennersteen y Eylard Van Hill, *Psychosomatic Gynecology* (Park Ridge, NJ: The Parthenon Publishing Group, Ltd., 1986), p. 139.
29. Ibid., p. 145.
30. Ibid., p. 140.
31. Penny Wise Budoff, *No More Menstrual Cramps and Other Good News.* (New York: G.P. Putnam's Sons, Penguin Books, 1981), pp. 137, 138.
32. Katharina Dalton, *Once a Month.* (Claremont, CA: Hunter House, 1987), p. 28.
33. Helene Deutsch, *The Psychology of Women: A Psycho-analytic Interpretation,* vol.1 (New York: Grune and Stratton, 1944), p. 214.
34. Ibid., pp. 456, 459, 461.
35. Therese Benedek, *Studies in Psycho-somatic Medicine: Psychos-sexual Functions in Women* (New York: Ronald Press, 1952), pp. 368, 369, 371.
36. Paula Weideger, *Menstruation ;and Menopause* (New York: Alfred A. Knopf, 1976), p. 209.
37. Frank J. McGowan, *Because You Are a Woman* (Greenwich, CT: Fawcett Publications, Inc. 1962), p. 59.
38. Penny Wise Budoff, *No More Hot Flashes* (New York: Warner Books, G.P.Putnam's Sons, 1983), p. 3.
39. Material en páginas 130-138 es de Jean Lush, *Emotional Phases of Woman's Life.* (Old Tappan, NJ: Fleming H. Revell Co., 1987), pp. 182-190.
40. Joe S. McIlhaney, Jr., con Susan Nethery, *1250 Health-Care Questions Women Ask* (Grand Rapids, MI: Baker Book House, 1985), p. 176.
41. Dalton, p. 154.

42. Ibid.
43. Ibid., p. 155.
44. Budoff, *No More Menstrual Cramps,* p. 193.
45. Dalton, pp. 144-148.
46. Weideger, p. 61.
47. Las siguientes secciones pp. 139-152, es de Lush, *Emotional Phases,* pp. 191-203.
48. McIlhaney, p. 183.
49. Richard A. Passwater, "Vitamin E and Menopause", *Prevention* (Julio 1976), p. 91.
50. McIlhaney, p. 183.
51. Cutler y García, *The Medical Management of Menopause y Premenopause* (Filadelfia: J.B. Lippincott, 1984), p. 39.
52. Según fue citado en Ruby MacDonald, *Forty Plus and Feeling Fabulous.* (Old Tappan, NJ: Fleming H. Revell Co., 1982), p. 81.
53. The Council on Cientific Affairs, "Estrogen Replacement in the Menopause", *The Journal of the American Medical Association* 249:3 (Enero 21, 1983):360.
54. Budoff, p. 215.
55. Ibid., p. 200.
56. Ibid., p. 215.
57. Council on Scientific Affairs, p. 360.
58. McIlhaney, p. 186.
59. Council on Scientific Affairs, p. 361.
60. Alfred Ells, *One-Way Relationships* (Nashville, TN: Thomas Nelson Publishers, 1990), pp. 79, 80.
61. Theodore Isaac Rubin, *The Angry Book* (New York: Macmillan Publishing Co., 1969), p. 137.
62. Dwight L. Carlson, *Overcoming Hurts and Anger* (Eugene, OR: Harvest House Publishers, 1981), p. 87.
63. Harriet Lerner, *The Dance of Anger* (New York: Harper and Row, 1985), p. 2.
64. Shirley Chisholm, *The Good Fight* (New York: Harper and Row, 1973), p. 32.
65. Barnard, Bryn Mawr, Goucher, and Radcliffe colleges, "One Hundred Women of the Century", *Good Housekeeping* (Julio 1985), pp. 261-268.
66. Minirth, p. 175.
67. Gloria Vanderbilt, *Woman to Woman* (New York: Doubleday and Co., 1979), p. 190.
68. Alexandra Stoddard, "Putting Your Life in Order", McCall's (Septiembre 1989), p. 140.
69. Williams, pp. 81, 16, 19.
70. Hart, pp. 167, 168.

71. Lillian B. Rubin, *Just Friends: The Role of Friendship in our Lives* (New York: Harper and Row, 1985), p. 61.
72. Ibid.
73. John Stuart Mill, ed. Mary Jane Moffet and Charlotte Painter, *Diaries of Women* (New York: Random House, 1974), p. 403.
74. George Hirsch, "How Running Relieves Stress", *The Runner* (agosto 1986), p. 41.
75. Hart, p. 51.
76. Ibid., pp. 100, 161.
77. Herbert J. Freudenberger y Gail North *Women's Burn Out* (New York: Penguin Books, 1986), p. 177.
78. Dr. James Blumenthal, citado en "How Running Relieves Stress", *The Runner* (agosto 1986), p. 41.
79. Ibid.
80. Ernest W. Burgess y Paul Wallen, *Engagement and Marriage* (Chicago: J.B.Lippincott Co., 1953), pp. 624-639.
81. Ibid., pp. 635, 639.
82. Williams, p. 189.
83. John F. Walvoord, *Philippians-Triumph in Christ*. (Chicago: Moody Press, 1971), p. 92.